美麗心境界

沈裕智、賴奕菁、林喬祥 著

經典

推薦序

慈悲智慧 醫愛接力

長庚大學生物醫學系與研究所教授　陳嘉祥

當個精神科醫師真的很不容易，除了需具備正確診斷患者症狀的醫學知識外，還需要有「慧眼」，才能了解形成這些症狀背後的因素。這種「慧眼」，可不是人人都有的。首先精神科醫師必需要有一顆「慈悲心」，願意耐心傾聽病人與家屬的傾訴。病人有時不會一下子就把內心的話告訴醫師，你得贏得病人與家屬的信任，才能了解真正問題核心。第二、精神科醫師也需具備一顆「聰慧的心」，熟悉人情世故，了解時代潮流，社會脈動，才能聽懂病人的弦外之音。最後適時點出病人心理的糾結，讓病人有所領悟，才能帶領病人走出精神症狀的干擾。

本書的三位作者，裕智、喬祥、與奕菁，就是慈悲與聰慧兼備的精神科醫師，讀者可以從本書的字裡行間，證明我所言不虛。人如其文，三位作者右手寫病歷，左手寫散文，把平日診療所見的病例與親身參與的社會重大事件的心得，以生花妙筆，娓娓道來，不僅作為他們個人行醫的足跡與記錄，同時也讓讀者在念故事看小說的心情下，增進精神疾病的了解，減少大眾對精神疾病的誤解。畢竟精神疾病是常見的疾病，一生中不是自己就是親朋好友，總會碰到。增加這方面的知識，才能幫助自己和別人。

由於精神醫學界同仁長期的努力，推廣精神醫學的相關的知識，近年來病人就診的意願提高，提早就醫的比例也增加，不像以往要等到病情嚴重才就醫。由於精神藥物的發展，很多症狀可以快速獲得改善，造成不管是醫師或病人，過度偏向使用精神藥物，忽略了心理與心靈方面的治療，導致病人長期依賴藥物，忽略或甚至遺忘還有其他的選擇，殊為可惜。誠如本書明確的指出，沒有忘憂水與聰明藥，精神藥物只是治療的一部分，要擺脫諸煩惱，達到清明的境界，還需從心做起。很為書中所描述的病人高興，因為他們能碰到用心的好醫師，解決心理的困境。

年紀愈長，愈能體會心靈修為的重要性，我們都是凡人，煩惱本是常態，很難達到菩提非樹，明鏡非臺的境界，反倒是本書所敍述的故事，提醒我們要勤加拂拭我們的心靈，少苛求他人，善待自己，增長慈悲與智慧，才能長保精神健康。裕智、喬祥、奕菁三位醫師與我因緣聚會，都曾在花蓮慈濟醫院精神科服務過，書中的故事大都發生在花蓮慈濟醫院精神科的診療室。裕智是現任主任，讓我先讀為快，並囑我寫些心得報告，以記這如歌歲月所發生的一些故事，是為序。

推薦序

心藥良醫

花蓮慈濟醫學中心院長　高瑞和

現代人的生活比起以前我們的祖先是步調快多了，壓力也大多了，隨著社會的進步，分工越細，競爭比以前激烈，加上人際關係的複雜化，現代人的心靈承受了前所未有的挑戰。

在這種情形下，各種精神及心理的疾病層出不窮，有人估計現代人每三個人就有一個人在他生命的某一時期曾經有過憂鬱症。其他種種對社會不適應症或反社會的個案，也不時耳聞。因此，如何去治療或輔導這些個案，就成為社會非常重要的一個課題。

身心醫學科，過去稱精神科，就是在醫學領域中處理這一塊的專業科別，身心醫學科醫師不但治療真正的精神病人，例如精神分裂症、強迫症、躁鬱症之外，也處理一般心理的疾病，而且這一類病人日益增多。這些病人多半光靠事物是無法解決他們的問題的。因為他們各自都有心理上的結沒有打開，所謂「心病要心藥醫」就是這個意思，若沒有從心理層面上去真正化解或利用心理治療的方式去輔導，病情仍然會復發。

花蓮慈濟醫院前後三任身心醫學部主任，將他們多年來輔導治療的個案故事呈現出來，是很有教育意義的，一方面讓一般社會大眾對這些心理疾病有更深一層的認識，一方面也讓有這些心理困擾的個人有一個自我療癒的機會。這些故事都是極其動人且富有啟發性，可以提醒我們在人生道路上，即使遇到什麼樣的困難挫折，也應該以正確的態度去面對，克服自己心理上的障礙，才能擁有美麗的人生。

最後還是要感恩這三位主任，願意花時間寫出這些發人深省、具有教育及輔導意義的故事，分享給社會大眾。

自序

說故事 解心事

花蓮慈濟醫學中心精神醫學部主任　沈裕智

那是好多年前的事了。

承襲了《慈濟院訊》傳遞大愛與感恩醫療故事的風格，改版後的《人醫心傳》慈濟醫療人文月刊，繼續述說著醫療新知、醫療人文，以及感動的醫療故事。當時本書作者之一林喬祥（時任精神醫學部主任）起了一個小小的心願，希望在《人醫心傳》月刊中能有個述說精神醫療故事的專欄。感恩編輯們同時給它取了一個好聽的名字「美麗心境界」。盼望能將精神醫療奧妙的知識，以說故事及白話的方式呈獻給社會大眾。

近幾年，這個專欄在林喬祥醫師、賴奕菁醫師、筆者，以及多位慈濟醫院精神科醫師們的灌溉下，持續成長茁壯。今年初，一通電話邀約，期待將近幾年的文章整理集結成書。整理下來才發現，僅看三位作者文章（林喬祥醫師、賴奕菁醫師、末學）已有約三十多個案例，也就是常見的三十幾種心理及精神疾病。雖然每一篇都是獨立的疾病，但重新整理後內容涵蓋女性心理問題、男性心理問題、家庭關係問題、醫療之外的溫暖、憂鬱焦慮疾病、以及嚴重腦失調疾病。近年正值精神醫學診斷名稱大幅度更改之際，本書出版還望諸位讀者不吝指正。

這本書的完成，得感謝許多我們治療的個案，你們勇於面對疾病的勇氣令人敬佩。有時你們也很貼心的關心醫師：「醫師，你一天到晚聽我們這麼多人倒垃圾給你聽，你會受得了嗎？」

以前的回答大多是：「不會啦！我聽你們講故事，寫完交給健保局。作業交完，我也忘的差不多了。」

隨著這本書的出版，現在我的回答應該會改成：「謝謝各位病友為我擔心。你們所倒的垃圾，我會做好分類，選擇適當的部分出書，希望你們的治療經驗可以幫上其他還在苦難中的病患。」

精神疾病的治療方式是多采多姿的，雖然沒有本書所指的忘憂水與聰明藥，但仍有心理治療、認知行為治療、藥物治療、職能治療、團體治療、生理回饋治療……等，不勝枚舉。重要的是要依照不同疾病症狀，安排合適的治療，甚至是合併多重的治療介入。如同高血壓等其他慢性疾病一樣，要長期定時服藥、要飲食清淡、要放鬆心情、要適度運動，其實兩者也沒有多大的差異。

寫序時有個心願，希望民眾看完這本書後，對精神疾病有更多的認識。如果自己剛好是精神疾病患者，能夠勇敢的面對，唯有面對它才能克服困難、改變生活。如果是親友有精神疾病，他們很需要你，如果能在你的鼓勵與陪同下，尋找專業人員協助，他們才有勇氣面對專業人員。最後也希望大家了解：精神疾病也是病，大家應該了解它，用看待一般身體疾病的眼光去看待它，一起來預防及治療精神疾病。

自序

浮生若夢　覺醒繁花開

福田診所院長（新北市蘆洲）　賴奕菁

在臺北榮總完成專科醫師訓練後，我選擇到花蓮服務——在玉里榮民醫院待過九年多，後來轉到慈濟醫學中心工作三年半。當北部的病患聽到我曾在後山工作，常很羨慕地說，擁有好山好水，那邊的人們應該少煩惱吧？有的家屬還考慮帶病患移民花東或是出國，期望可以不藥而癒。

田園小鎮的風情與市區的繁華喧鬧，的確不同。但，不管在哪裡，我發現病人抱怨的問題都差不多。不管心隨境轉，或是境隨心轉，人心會持續產生苦惱，倒是永遠不變。

精神科醫師與其他科不同的是，我們除了關心病人的身體病痛，更注意聆聽他們心聲。很感謝《人醫心傳》，我得以分享診間內吉光片羽。故事內容皆經改寫，調整，抹去所有能辨認出當事者的線索，只留下身為「人」共通的苦惱。

世人皆苦，如何超脫？病人常問我，而一介俗醫又何以對人開示？或許，不用問鬼神，看看別人的故事，再問問自己的內心，答案就出來了。

覺悟之際，繁花盛開。

透過生命故事　學習善解包容

花蓮慈濟醫學中心精神醫學部顧問醫師
百瑞精鼎國際有限公司亞太區中樞神經系統領域資深醫學總監　林喬祥

我一直覺得，每個人的生活，如果用心地去觀看、理解、體會，都是一篇篇動人的生命故事。透過這些故事，我們得以學習如何面對生命。這些年來，我除了用心經營體驗我自己的人生故事，也非常感恩每位來到診間的患者。因著透過分擔他／她們親身經歷的種種病痛、難題，我得以窺見生命可能的種種面貌，也易發面對種種生命可能的謙卑之心。

在教學門診中，我總是鼓勵實習醫師好好運用來到精神科實習的短暫機會，多多了解精神科患者們病痛困擾的種種樣態，希望能夠透過這短暫的接觸，嘗試了解眼前的每一個人在精神症狀背後的生命歷程，甚至只是其中的片段；希望能夠透過這樣的了解，減少一分對精神疾病、精神病患和精神科治療的誤解和偏見。因為這些誤解和偏見讓深受精神疾病所苦的人們求助之路更艱辛，受苦之路更漫長。

《美麗心境界》中的每一個篇章，都是一個或一群患者的生命故事。希望每一個故事都讓我們對這樣的一個或一群人們有多一些的認識，多一分善解的心。也許，在某個我們偶而回首自己或身邊親人的人生時，我們也會看到熟悉的片段，也期待相同的理解和包容，而理解和包容讓我們的心和生活更美麗。

在這個《美麗心境界》成書付梓的時候，我藉此感謝最早讓這些故事能被書寫出來的秋惠，是她讓這些總是盤踞在我心頭的故事能被述說，並用文字呈現；我也要特別感謝奕菁和裕智兩位醫師的持續不輟，讓故事得以持續並結集成書；最要感謝的當然是用他/她們的生命故事讓我們學習成長的每一個病友和他／她們的家人。如果，能有讀者能因為這些故事而多一些對精神疾病、精神病患和精神科治療的善解和包容，那就是我最深的期待和最大的感恩。

目次

自序

前言

第一章 女人心・獨自莫憑欄

第二章　男人心．瀟灑處世難

第三章　家與愛．生命之倚重

第四章　以病為師的溫暖

第五章　打開潘朵拉的盒子

前言
給我一杯忘憂水

賴奕菁

「不管怎樣，只要讓我能睡著就行了。」——這是被其他科醫師轉來，已經對市面上所有安眠藥都出現抗藥性的失眠病患的「小小心願」。

「他老是這麼不聽話，又不懂事。你就開個藥讓他變乖一點。」——這是長期有親子衝突，孩子拒學又有行為問題的家長所提出的「誠摯的希望」。

「我真的很痛苦又難堪，後悔得不得了。你就讓我可以好過一些，不管開甚麼藥我都會乖乖吃。」——這是被好友借錢數百萬，對方卻人間蒸發，剛好外遇被抓到，老婆成天鬧著要離婚的中年愁苦男子對我的

「百分百信任」。

我按捺住脾氣，支著下巴，敲著診間的桌面，想著得如何解釋這種美麗的誤會……

要怎樣才能說清楚，這世界上可沒「忘憂水」、「聰明藥」、「後悔藥」……等等美事存在？而要求我開出這種不存在的藥，實在比叫人登天還難。

現今的精神醫療看似突飛猛進，發明出林林總總的抗焦慮劑、抗憂鬱劑、安眠藥、抗精神病藥物……看似所有的問題都有解藥了？！

事實上，這些聽起來很炫的藥物效果只能算是差強人意。

進一步說，確定是疾病所致的，某些藥物或許有效果。不過所有的藥頂多只能「症狀改善」，卻鮮少能「治療」背後的病因。就像高血壓藥物只能降血壓，並無法將高血壓體質轉變成正常血壓，達到痊癒的效果。

要是某些並非疾病所致的心理或精神狀況呢？生病吃藥都不見得有效，不是病卻想靠吞幾顆藥丸就搞定，這就緣木求魚了。

大家都知道「心病要靠心藥醫」，偏偏遇到狀況就想要走簡單路子，問醫生討「新藥」來醫不是病的問題。或許是因為近年精神科藥物發展快速，時常登上媒體版面，致使社會大眾誤以為任何狀況都可以靠藥丸搞定。加上健保制度的壓迫，比起曠日廢時卻又給付低廉的各種心理治療，單純開藥不多囉嗦，逐漸變成了精神科執業的主流。

所以呢，病人或家屬都不斷的跟我「許願」，希望我開出各式的「神藥」來……

我內心吶喊著，如果有這種好東西，自己就先吃啦！

吃顆藥就能變智商一百八，行為端正溫良恭儉讓……那絕對先餵給自己的小孩吃。吃顆藥就能忘卻過往悔恨傷痛，我一定按時服用不中斷，省得內心淌血。

靜下心來仔細想，這當然是不可能的事。

這世界上哪有甚麼捷徑？問題沒有深究，沒有下足功夫去思考癥結，持續解決問題的動作，怎能希冀一顆藥丸就改變一切？好比失眠的背後，問題很多，身體的、心理的、環境的……通通都要去檢驗與推敲，而不是叫醫生開藥讓自己昏死過去就好，那無疑是飲鴆止渴，終有一天會無藥可用。

親子問題需要雙方進行檢討與改變，只想對子女下藥就解決問題，這種父母也太好當了。

此外，所謂「富貴求道難」，反過來呢？負面情緒與經驗或許是「逆增上緣」，將一切記憶與情緒都抹煞乾淨的話，可能就錯過了可體會最多人生智慧的片段。

既然這樣，我們又何必去看醫生呢？

就醫的正確心態應該是，找專業人士做諮詢，請醫生幫忙評估看看這是病嗎？

是病的話，是甚麼病，怎麼治。如果不是病的話，有甚麼其他的方法可以用？像精神醫學科還有心理治療、生理回饋、家族治療、職能治療……很多非藥物的方法可以提供協助，並不是只有吃藥一途。

所以，如果真的有忘憂水的話，我看診時就不灌咖啡，絕對改喝它。只是，一個渾然忘憂的醫生怎能聽懂病患的苦痛？這種副作用可嚴重了。

是的，這世界上並沒有忘憂水，也沒有神藥，來到診間，有的只是願意傾聽並協助解決問題的醫生，我們若願意體會酸甜苦辣的人生，勇敢面對自己的問題，絕對比尋找神藥來得更有意義。

第一章　女人心・獨自莫憑欄

有人用花來比喻女人：

二十歲如桃花，鮮豔；三十歲如玫瑰，迷人；

四十歲如牡丹，大器；五十歲如蘭花，淡定；

六十歲如棉花，溫暖……

一生如花綻放，是不是也能如花璀璨？

當女人的身分轉換，

有的是外表成熟但內心還住著小女孩；

有的是角色切換無法適應或過度用力；

更多的是把自己的主宰權交在別人手上而痛苦不已；

豈能任由心傷損蝕美麗，摧殘生命，

獨自莫憑欄，

女人心事，肯說才有人懂。

整型還是整「心」？

沈裕智

「小姐你好！怎麼會想來看精神科呢？」

「是家人要我來的。」這位三十多歲的小姐，有著吸引人的容貌，身材高挑苗條，目前沒有工作，她一臉不悅的說：「我覺得鼻子很醜，想再整型，但家人及醫師都覺得不需要啦！爸爸還罵我是肖仔！」

據她爸爸描述，開始覺得女兒（化名涵涵）怪怪的是在她五專插大後的事。以前她是一個很聽話的小孩，但個性很容易緊張，尤其是考試前，對自己要求又很高，作業常因不滿意就撕掉重做，還常常熬夜。雖然家人會勸她不需要這樣，但她總是堅持己見，覺得一定要比其他同學做的棒，才能引起老師的注意。

插大後，第一次考試，涵涵自信滿滿，把重點寫一寫，第一個交卷。考卷發回時，滿分一百二十分只拿了四十幾分，而且還要補考。涵涵覺得不可置信，拿了同學的考卷來看，發現同學的考卷除了文字敍述，還有很多漂亮的圖解說。剛上大學就受到如此的打擊，她跑到廁所大哭，情緒整理好走回教室，同學問她鼻子怎麼紅紅的？於是涵涵開始注意自己的鼻子，覺得自己的鼻子很難看，就開始戴口罩或用其他物品故意掩面。從此，涵涵變得孤僻，少與同學往來，加上她是插大生，同學對她也陌生，更是漸漸離群索居了。

大學畢業後，放棄了許多工作機會，最後在家從事網路拍賣，主要是怕接觸人。涵涵省吃儉用把錢存起來，然後遍訪整形外科或耳鼻喉科的醫師，要求他們幫忙美容鼻子。但不論反覆做了幾次手術，涵涵還是不滿意，想要再整型，但都被醫師婉拒，家人也漸漸不支持她，懷疑是否有精神上的疾病。因為在家待久了，錢都花在看醫生，整天像個遊魂，於是被家人帶來就醫。

幾次的心理治療的過程中，從她在意的鼻子，慢慢談到與同學的相處，最後談到與父母親的關係。涵涵說從小親戚們都說她很漂亮，嘴巴以上很像媽媽，然而媽媽早年就因車禍意外往生，父親獨力撫養她及弟弟。小時候她老黏著爸爸，每次有好表現都第一個讓爸爸知道，但爸爸忙，白天要工作，回家還要照顧幾個小孩，分給她的愛只有一點點。涵涵好希望爸爸注意她，一直失望後，變成好希望老師注意她。插大時第一次考試考不好，她絕望了，覺得老師一定從此不喜歡她了，幸好還有醫師注意她，願意幫她矯正缺陷，她把全部希望又放在醫師身上。每次整完鼻子，儘管已經很漂亮了，但人際關係還是一樣沒改善，也交不到男朋友，涵涵又失望了。

這樣的心理治療持續了幾次，見時機成熟，我告訴涵涵：「妳很希望別人能注意妳，這樣的源頭是小時候希望分到多一點爸爸的愛，對不對？都三十多歲了，要不要跟爸爸『分手』啦！」

涵涵一臉狐疑：「分手？」「在小朋友的心理發展上，小男生多會跟爸爸競爭媽媽的愛，小女生會跟媽媽競爭爸爸的愛。妳的媽媽早年因車禍意外往生，本來可以獨占爸爸的愛了，卻沒有。於是對象開始不斷轉移，從爸爸、老師、到醫師，最後好像又回到爸爸。」

涵涵：「爸爸？」

「不是嗎？因為反覆整形這件事終於得到爸爸注意了。」

涵涵沉默不語。

再經過幾次分析後，涵涵更清楚了這整個心理運作的過程，慢慢恢復了對自己容貌的信心，並且表示了放棄美容的念頭，後來不但找到不錯的工作，在人際關係裡的應對進退也都得心應手了，還有男性頻頻對她獻殷勤呢！

「沈醫師，我終於知道你說的『分手』是什麼意思了！」涵涵說。

像涵涵這樣的狀況，是一種「身體畸形性疾患」患者，此疾病非常罕見，盛行率不到百分之一。根據統計，高達四分之一的患者曾接受整形手術，但手術對於平息他們關切自己的身體幫助不大。在接受整形手術的女性中，約有百分之五到七符合身體畸形性疾患的診斷標準。這種病的患者強烈地認為自己身上有一處或多處器官長得不好看，例如嘴唇太厚或鼻子歪歪的。患者常花許多時間在鏡子前檢查自己的「缺陷」，也常見他們反覆找整形外科矯治這些「缺陷」，術後卻更不滿意，或者抱怨手術失敗要求重新來過，或者把目標轉移到身體其他部位。

其實這些狀況可說是心理的疾病，就算手術做得再精良，也難以解決真正的問題，倒是心理治療以及一些藥物如血清素回收抑制劑，會有一些幫助。

如果醫師可以幫助患者了解心理運作的過程，逐步鼓勵他們改善人際關係，幫助他們重建自信心，把原本專注於自己身體缺陷的心緒，拉回來到原本的人際關係處理，依此循序漸進地，可慢慢改善這種「身體畸形性疾患」對患者造成的困擾。

魅力熟女如何開眼

賴奕菁

最近接了一個轉介而來的心理治療個案，案主是個美麗的熟女。她提出疑問：「為何我總是遇到會劈腿的男人？」

我回答說，或許是因為他有眼睛吧！

「眼睛？！這關眼睛甚麼事？而且大家都有眼睛啊！」她很困惑。

我說：「妳不僅有眼睛，而且妳靠著眼睛追尋美好的事物。」

她點點頭，然後開始述說她怎樣妝點自家，自己的品味如何地高雅出眾。其實，不用等她說出這些，光從她形容自己交往的男人們，就可略知一二。俊帥、多金、充滿魅力……即使齡屆中年。

「妳喜歡俊帥的男人，這些男人自己也有長眼睛，他們當然知道自己帥，有本錢。別的女人也有長眼睛，看得出那些男人的俊帥，因此女人們會被吸引過去。所以，他們要劈腿實在太容易了。」

「那為什麼我有的男友是兩性通吃呢？」

我搔搔頭，問她：「美，有性別界線嗎？」

她搖搖頭，認為應該沒有。

「或許這就是原因吧！對於美貌的貪戀，男女皆然。不管男的帥或是女的美，通通都是美色。如果自己外表條件好，不管男女都可能上鉤吧？」我停頓了一下，小心翼翼的問道：「至於……妳，是否也是因為長得夠漂亮，才能打贏眾多敵手，贏得他的呢？」

她點點頭，承認。

「為什麼有那麼多男人追妳，即使對妳根本不了解，還是追得兇？不是貪戀妳的美貌嗎？還是說，他們看妳一眼就知道妳是靈魂伴侶，打從內心裡認為妳無可取代？」

她搖搖頭，說那根本不可能啦！

「追到了，相處一陣子，再美也看習慣了，卻沒有真的交心與疼惜，自然就容易惡言與出手了。或許，這可以解釋妳前一陣子被他打罵，甚至劈腿的原因。」

她提到目前跟一個條件與眾多前男友「遜色不少」的對象交往。不過，從語氣中隱約讓人感覺，她打從心裡有點瞧不起他，並不真的愛他。關於此點，她反思許久之後，點頭承認了。接著，她開始敍說這個男友對她種種的好……，然而，她對他的方式好像女王對奴隸一般。

我嘆息著，問道：「這男人是看上妳哪一點？對妳這般容忍與寵愛？是不也因為貪戀著妳的美貌？美貌不是妳的功勞，或許是父母給的，或許是上輩子修的福報。但是，年紀慢慢大了，再迷人懾人的美貌都會消失不見。」

我們講起幾個過往的男女明星，感嘆起來。「內心的美麗才是值得

『修』的。美麗的外表看久會麻木，美麗的內心在相處久之後，會讓人珍惜與疼愛。」

「如果妳是失明、看不見的狀態，妳會選以前那些男人？還是妳現在的男友？」

她立刻回答：「應該是現在這個。」

我說：「那好，刺瞎妳的眼睛吧！妳的苦難或許是太倚靠雙眼造成的。」

對於這樣的建議，她有點嚇到了。

我接著說：「當然不是真的要妳這樣做。只是，往後凡是無法抉擇時，試著把眼睛閉上，用『心』去感覺。」

醫師何時會使用「假設性的狀況」來引導病人？

人總是有觀念上的盲點，因此總是繞著既定的思考模式去想，往往因為原本的思路行不通，不管用，出現問題，才迫不得已尋求他人的協助。例如這個案例，耐心聽完整個故事，就會發現問題出在太過以貌取人，乃至總是遇人不淑。眼睛被迷惑，心倒是盲了。那麼，要是眼盲了，會不會反而「心」就清楚了？所以，醫生有時也會採取假設性的狀況讓病患去設想，去嘗試跳出原本思考的窠臼，去檢視問題真正的核心。不然，老是原地打轉，怎樣想都是無解。不過，這帖猛藥能否點醒夢中人？就得看當事者的慧根夠不夠，能否領悟了。

豁達人妻

賴奕菁

「共患難易，共享福難」，這樣的用語或許引人懷疑是否説錯了？一般而言，人們不多是可以共享福，卻難以共患難呢？其實，這類「反常」的狀況並非不尋常，尤其常見於婚姻的歧路上。

某日，一個裝扮高貴的熟女出現在我的診間。名牌包、鑽錶、渾圓珍珠戒指、經典套裝……散發出雄厚的經濟實力。不過，有錢又快樂的女人是不會來看心理醫師的，她的神態告訴我，她雖有錢，但沒有快樂。

故事是這樣的，夫妻倆胼手胝足共創事業，男人主導業務，女人掌管帳務。事業搭著臺灣的經濟成長，公司營運有如飛鷹翱翔，也給兩人帶來不容小覷的財富。小孩逐漸長大，進入了升學的關鍵時期，女人開始多花費心思在督促子女的課業之上，只有偶爾進公司去看看帳目。男人依然全心放在事業上，應酬愈來愈多，女人也不以為意，只盼望孩子考上理想大學之後，夫妻倆卸下重擔，可以攜手環遊世界，享受人生。

直到有一天，友人提醒，看見她的丈夫跟別的女人在一起。她不相信，怎麼可能？他雖晚歸，也天天回家啊。不對，他真的有天天回家嗎？！為了體諒彼此的作息不同，他們已經分房睡一段時間了，她除了全然相信丈夫之外，其實並無法確定他的行蹤。她半信半疑地依照友人提供的線索去查看，竟然真的查到丈夫金屋藏嬌的事實。更令她訝異的是，這第三者並不貌美，離過婚，住她丈夫買的豪宅，開他送的名車，而且，兩人已經在一起十幾年了！

十幾年不能算短，她卻渾然不察！當信任變成了放任，她對人性產生了嚴重的懷疑。對質之後，丈夫惱羞成怒，反咬起她的不是，說他們兩人之間的感情早已死去，他堅持捍衛自己遲來的「真愛」，要她放他走。放他走，不僅代表失去了婚姻、丈夫、家庭破碎，還代表失去公司股份、經濟收入、子女未來的財力後盾……她並沒有被氣憤沖昏頭，咬著牙就是寧可忍受婚姻的背叛，也不願意簽字離婚。

我讚嘆著她過人的智慧，如此深思熟慮。一般的女人可能早因怒急攻心，一哭二鬧三離婚，哪管甚麼後果！

她說道：「我要是離婚了，可就便宜那女人！丈夫給她偷去不算，整個公司都要落到別人的手裡。至少，我還擁有一半的股份，就讓他去負責賺錢，我即使不管公司，也能要一半的分紅。有錢在手上，我至少可以再想想自己要做什麼，將來子女也有保障。」

「不過，醫生哪！我的心情還真是差，睡不好，也吃不下。胸口鬱悶得很。」

「這個簡單，我等一下配些藥，可以多少幫助妳度過這段難熬的時光。倒是妳，看著他這樣享齊人之福，心裡要如何保持平衡，不因此傷害到自己，才是最重要的。」

「到了這個年紀，我其實想要實現的是更高層次的事情。像年輕時因為現實環境而無法嘗試的夢想，我想要在老到做不動之前去試試看。」

「看來，妳的先生還在『臨老入花叢』，有錢壯膽就沉溺在溫柔鄉裡，想回味青春時光喔？」

「這樣說也是！戀愛我們以前也談過，久了缺乏灌溉，不也就枯死了嗎？他還另起爐灶，繼續做著愛來愛去的青春夢，隨他去好了！」

下一次她再來到診間，同牌子的名牌包，但是換款式了，照樣貴氣逼人，嘴角卻帶著隱藏不住的笑意。難道是，老公回頭了？

「醫生，妳別傻了。並沒有啦！不過，他們開始吵架了。不是『真愛』嗎？還會吵架！我平常都在子女這邊住，有時候為了查帳收款才回去。結果，前兩天我在家裡面坐著，他竟然開門進來，一副臭臉。看也知道是在那裡受氣了，不過我才不理他。他看我不理他，就回自己房間去生悶氣。那些天也都待在家裡，沒往外跑。真難得！」

看她竟然開心地取笑起在情婦那邊受氣的丈夫，頗有一種「君子報仇三年不晚」的快感。看來，放手也是放自己自由，執著於情關，注定要為情所苦；跳脱情愛的綑索，不執著於彼此應該如何，旁觀地笑看這人世，反倒得到解脱與昇華。

「我去學了瑜珈與國標舞，老師説我還蠻有天分的。另外，我還打算去慈善機構做義工。最近，安眠藥我已經減半了，想説有練瑜珈，應該可以好睡些吧？」

這真是很好的發展，她果真朝著更高的層次去實現自我了。我建議道：「至於抗憂鬱劑，如果覺得情緒也好多了，不會低落或煩躁，可以減半。不可以突然停藥，可能會出現戒斷症狀，有人還因此誤以為自己又發病了。要像停車一樣，逐漸煞車，車速平穩降低之後才能踩停的。」

眾人皆以為結髮就是一輩子，然而，世間緣分有「聚」就註定有「散」。出生後，不知彼此，長大成人後，因著緣分而相識相戀，方共結連理。差別在於，有人緣分深，白頭偕老，然而壽限一到，終須死別；也有的人緣分淺，緣分盡了就各分西東。即便是夫妻，各自的人生功課也不盡相同，像本文中的丈夫或許是宿世積欠情債，這生只能在情關原地打轉。這位太太看透後的豁達，倒是讓她看診幾次之後，就與本科說再見了呢！

小三的幸福之鑰

賴奕菁

因為開立了「女性特別門診」，在診間聽聞了許多姊姊妹妹的人生故事。自然，過得順遂平安的幸福女人不太可能會來，至於會願意到我面前來的女人呢？人生到底從哪一個點開始走岔了？！

在我面前的是一個美麗的熟女，在我翻閱她的病歷時，她面帶淡淡的哀愁，欲言又止。病歷顯示她剛開始只有焦慮煩躁，睡不好，最近，心情更從煩躁轉為低落，沒胃口也吃不下，暴瘦到成了紙片人。從症狀來看，「憂鬱症」的診斷是沒啥疑問的。

然而，這只是單純生病了嗎？如果生活一切好，卻莫名其妙出現憂鬱症狀，那只需考慮是「體質」所致的內因性憂鬱症，這樣的話，藥物的治療反應通常不錯。反過來說，要是非內因性的，而是外在事件導致的，光是吃藥，可是治標不治本。所以，身心科醫師都會再更進一步的詢問，「最近生活上有發生什麼事情嗎？」

醫生開口問到了重點，她似乎鬆了一口氣，開始說起她的人生故事。強勢又能幹的她，因為丈夫缺乏事業心，貪圖安逸度日，兩人經常起爭執而最後走上離婚之路。離婚之後，透過與朋友的討論並在大家的協助下，她開始經營自己的小事業，剛開始時還做得有聲有色。當她的事業略有小成時，認識了一個同行的男人，這個男人相當風趣且善於言辭，打動了孤寂已久的芳心，在對方的殷勤追求之下，他們在一起了。可是沒多久，她卻發現那男人早有家室，卻一路瞞騙至今。

攤牌之後，男人哭求著她，道歉、悔恨、下跪，說他也是不得已的，因為家中的老婆與自己漸行漸遠，根本無法交心，兩人之間只剩下對兒女的責任罷了，而他對她的愛，才是支持他繼續人生的力量。最後，男人建議她，不如兩人把北部的事業給放了，轉移到東部來重起爐灶，合夥開創新局，同時也能逃離眾人批判的眼光。在愛情的氛圍之下，她點頭了，決定為愛走天涯，她相信著，憑藉著真愛就能突破萬難。

於是，她傾注自己的財產與男人合夥創業，男人一肩承擔事業負責人，她則負責管帳、管人，在此地新交往的朋友眼中，他們儼然是一對恩愛且互持的夫妻。男人按月給她些錢，使她生活無憂且可供養老家的雙親。

即使兩人共創的新事業穩定後，男人絲毫無意願結束他口中「雞肋」一般的婚姻，他仍然定時回家，也寄錢回去。當她為事業忙進忙出沒得休息之際，他依然按時回北部的家去休假。她陸續從他的口袋裡翻出泡溫泉、高檔餐廳、精油按摩……等等的發票收據，這些是他鮮少帶她去做的享受，而他是如此的寵愛家中的老婆。事實也證明，男人是兩邊押寶的。透過友人的消息，他的元配「忍耐」著他們在外同居，條件是他也要顧那邊的家。男人也樂在其中，這邊有紅粉知己協助事業，家中有老婆坐鎮照顧子女。

應該吵鬧的，她都吵過了。威逼分手、鬧自殺……都在男人的哀求中化解，繼續維持著這樣的關係，然而，愛情卻是逐漸黯淡。繼續當別人眼中的「狐狸精」、「第三者」？對這樣高自尊的女人來說，實在太委屈。帳雖然是自己管的，但是經濟的主控權全捏在男人的手上，對方憑恃著這一點在被逼急時曾揚言說，選擇離開她就身無分文！這些年來，從滿懷期望創造自己一片天地的美夢中逐漸清醒，望著鏡中的自己，歲月的痕跡難以掩飾。她的自信處於無量下跌的狀態，未來繫在「別人的丈夫」身上。當現實困境出現，這男人就連甜蜜的哄騙也懶得說了，直接攤出自私的底牌。或許，他已經料定了這女人已經沒有反抗的能力，也被洗腦到沒有信心敢離開，只配任他指使當他的禁臠。

「愛已不在，只剩下利用，為什麼還不離開？」我問道。

她說：「我年紀已經這麼大了，我沒有信心重新再開始。」

「現在不能，那妳要再多拖十年、二十年？到時回過頭來，妳會覺得現在的自己真夠年輕。」

她無語，低頭沉思著。

我思索著：她的人生在哪裡走上了岔路？和原來的先生離婚，是兩人無法共同生活的無奈選擇，當時，她依然自信充足。成為第三者，並非她主動，錯在那個男人的貪心，錯在她渾然不覺那包裹著愛情糖衣的貪心，男人再經由謊言的哄騙，把她的經濟自主權也奪去，到外地發展說來好聽是雙宿雙飛，卻同時也斬斷她原有的支持人脈，加上時間拖久了，女人的青春消逝，自信度降低。她猶如被拔除飛羽的天鵝，只能依靠男人的「慈悲」，連跟元配爭寵的地位都沒有。

這樣的狀況，藥物會有效嗎？如果純粹依靠藥物，那醫生可是自我欺騙哪！此時，醫師必須很清楚用藥的目標。例如，使用安眠藥讓病患睡眠品質好一些，才能維持良好的精神做出正確的決定。另外，選擇增加食欲的抗憂鬱劑，幫助體重回升，增加病患對外貌的自信，且防止情緒跌到谷底而發生憾事。

重點是「心」，那把人生主控的鑰匙，不緊緊握在自己的手上卻交給了別人，落到只能祈禱對方有良心時，幸福就有如天上的風箏，隨時會斷線離去。

如果能找回那把鑰匙，重新主控自己的人生，那時，憂鬱症應該就能不藥而癒了吧！

發瘋的好媳婦？

沈裕智

瑜甄出嫁時，媽媽交代：「妳雖然要上班，但下班回到家，不要立刻鑽進自己的房間。看到婆婆在做什麼，要立刻接手，拿過來做。」

幾年來，瑜甄奉行不渝，回到家看到婆婆在廚房，她馬上進入廚房，接手煮飯菜的工作。有時，只是幫忙洗菜、遞碗碟，她也絕不會在婆婆歇手前先離開。假日她不貪睡，一定早起陪婆婆上市場，先觀察婆婆買的東西，看婆婆喜歡煮什麼食物，幫婆婆提菜籃。更難得的是，春節時候，婆家最少席開三桌，雖然瑜甄還有四個妯娌，每年都是瑜甄下廚，從買菜到煮好上桌，瑜甄一手包辦，從未有半句怨言。

因人多，和老公搬出後，每隔三、五天她一定上市場，買好公婆喜歡吃的東西，分裝成一小袋一小袋，拿到公婆住的地方放在冰箱裡，讓公婆窩心不已。

這一天在菜市場裡，瑜甄突然覺得整個人都不對勁。強烈莫名的恐懼突然排山倒海地襲來，呼吸喘，心很慌，頭昏昏沉沉的，全身冒冷汗，提菜的手不停的發抖，感覺很不真實，很恐怖，好像是心臟病發！隔壁很熟的鄰居遠遠跟她打招呼，瑜甄卻覺得有種不真實且陌生的感覺。一轉眼，看著雞肉攤的老闆和伙計在竊竊私語，好像在談論她，想靠過去聽個仔細，可是他們隱約透露出的鄙視眼神使瑜甄望之卻步。路上買菜的太太們，好像能看透她心事一樣，似乎也三五成群的對她品頭論足。今天市場裡的機車好像特別多，而且都不讓她，幾乎都快撞倒她了。

這時，陣陣冷汗已經濕透了衣衫。情況越來越不對勁，瑜甄提著菜拔腿就往家裡跑。到了家門口，只覺得脖子像被人掐住一樣，快要窒息，忍不住大叫一聲。先生被她失常的樣子給嚇住了，問瑜甄要不要去趟醫院？但瑜甄想到今天還要給公婆送菜，拒絕了先生。很奇怪的，這些不舒服的感覺在吃過午飯後就自動好了，下午還是正常的給公婆送菜，晚上一起吃飯、看電視。早上的事就像夢魘一樣，從未發生過。

那天以後，只要上市場買菜，這些不舒服的情況就會出現。有時不用出門在家裡打掃，也會出現這些精神症狀。為了這個問題，瑜甄整天精神緊繃，心神不寧，經過一、兩週都是同樣的狀況，讓瑜甄不敢出門去買菜。婆婆和先生很擔心，帶她去心臟科仔細檢查，結果一切正常；帶她給神明收驚，可惜均不見效。最後，只好很不情願的帶來精神科看門診，因為瑜甄在家裡打掃時，同樣的情況又發作了。

仔細問完瑜甄的病況後，決定來作一次血糖的檢查，檢查結果發現血糖數值竟然只有每分升四十五毫克，而正常人空腹血糖值約每分升七十至一百一十毫克。一切真相大白，這是因為低血糖所引發的精神症狀。

原來瑜甄最近覺得自己變胖了，許多漂亮的衣服都不合身，決定好好來減肥一下，開始規定自己以後不吃早餐，而且要持之以恆。減肥太激烈，才引起這些日子來不必要的恐慌！婆婆和先生很擔心，問我要怎麼治療，要吃哪一種精神病藥物？我開了一個最簡單的處方，那就是：

「請好好吃早餐！」

為何低血糖使人「精神失常」？

血糖是腦細胞能量的主要來源。發生低血糖時，人體組織可利用脂肪酸作為能量補充。但腦組織只能利用葡萄糖，不能利用脂肪酸，因此腦組織對低血糖十分敏感。若早期低血糖症狀未能及時控制，就會使腦組織缺氧。缺氧會造成神經系統的損害，嚴重時會出現腦功能失調，在臨床上則表現精神失常。

營養不良造成的精神症狀，不像一些常見的精神疾病需長期服藥。只要及早調整飲食，營養攝取正常，症狀都會不藥而癒。

走過悲傷

沈裕智

剛得知不孕的第一年，芊儀覺得人生很灰暗，對所有的孕婦以及有小孩的人只有怨恨與忌妒。醒著的時候，在想懷孕的事。睡著的時候，也在夢小孩的事。到處拜拜、算命、看中醫，整天自怨自艾：「為什麼我還沒懷孕？為什麼人家那麼容易？」直到不孕的第三年，在醫師的幫忙下，終於懷孕了。芊儀萬分小心，定期產檢，絲毫不敢大意。懷孕末期，因羊水不足，胎兒生長遲滯，最後提前剖腹，生下了個男嬰「小維」。

轉眼間，小維上幼稚園了。雖然這麼多年來一直沒再懷孕，看著小維一天天長大，心中也覺得欣慰。有天下午，芊儀騎機車載著剛從幼稚園放學的小維。一個沒注意，被後面急駛而來的貨車追撞。芊儀背後一陣劇痛後重摔在地，緊接著聽見一聲慘叫，抬頭只看見小維渾身是血，被貨車拖行了好幾公尺。芊儀顧不了身體的疼痛，趕緊抱起滿身血污的小維，在路人的協助下衝進了醫院的急診室。芊儀忍著痛，一直拜託醫師不要放棄急救。等到醫師不得不宣告急救無效，芊儀只覺得一陣心痛，接著就暈了過去。

芊儀醒來時，已經住進醫院。身體有多處擦傷，椎間盤有些移位。奇怪的是，芊儀對小維的事居然不聞不問。先生為了不讓芊儀傷心，既然芊儀沒問，也就不主動提起。甚至小維的喪禮也在芊儀住院期間，先生一手包辦。

芊儀出院後，對小維的事仍然不聞不問。先生覺得不大對勁，主動提起要不要一起整理小維的遺物，反而被芊儀罵了一頓。芊儀表示因為自己生病住院，小維暫時送回娘家去了。先生心裡已經很難過，又擔心芊儀，只好找岳母跟芊儀說。可是芊儀居然認為先生和媽媽一起串通起來騙她，現在的社會擄嬰集團盛行，一定是在娘家院子玩的時候被擄走，拉著他們要去警局報案。家人無可奈何，只好帶芊儀去看小維的骨灰罈。可是芊儀居然認為是同名同姓的小孩，小維仍然還活著。

從此之後，芊儀耳邊常聽到小維的呼喚。走在路上，覺得路人好像能看透她心事，要告訴她小維的消息。經常半夜爬起來把家裡的燈打亮，說小維回來了。整天愁眉深鎖，家事也無心做。飯菜無心準備，先生帶外食回來，還會被責備為什麼沒有買小維的那一份？半年過去，先生身心俱疲，只好帶芊儀來精神科看門診。

門診期間，一方面使用抗憂鬱藥物改善精神症狀；一方面藉由心理治療讓芊儀試著面對事實。起初芊儀只是不斷提說：「因為身體不舒服，那天下午把小維送到娘家後，回家的路上出了車禍。大家忙著照顧我而忽略了小維，他才會被擄嬰集團擄走了。」心理治療的過程，讓芊儀仔細回想當天的每個細節。幾次治療後，某次門診，芊儀突然嚎啕大哭，很激動的問：「小維已經死了嗎？」接著不斷搥頭，打自己巴掌。從那之後，芊儀常去靈骨塔看小維，晚上也睡得著，活力也慢慢恢復了。

芊儀患的是一種病態的悲傷反應，這種反應通常是心愛的人往生後，出現明顯的憂鬱症狀，合併精神錯亂的情形。可分為四類：

一、延遲的悲傷反應：如芊儀在事情發生的當時情緒被壓抑否認掉，在日後才出現明顯的悲傷反應。

二、慢性化的悲傷反應：悲傷可能持續好幾年，一直沒辦法回到正常的生活，也會覺得悲傷永無止盡。

三、誇大的悲傷反應：除了正常的悲傷，另外合併其他重大精神症狀。

四、改裝的悲傷反應：改裝成生理症狀，如：產生類似死者曾有的疾病症狀；或者隱藏在某些行為之下，如：失控的情緒、犯罪行為。

治療的方法需要早期發現，早期治療，預後通常不錯，不易復發。臨床上常使用精神藥物輔助，減少症狀，也必須合併心理治療，和病人一起面對這樣一個難以接受的事實，才能讓病人早日康復。

第二章　男人心・瀟灑處世難

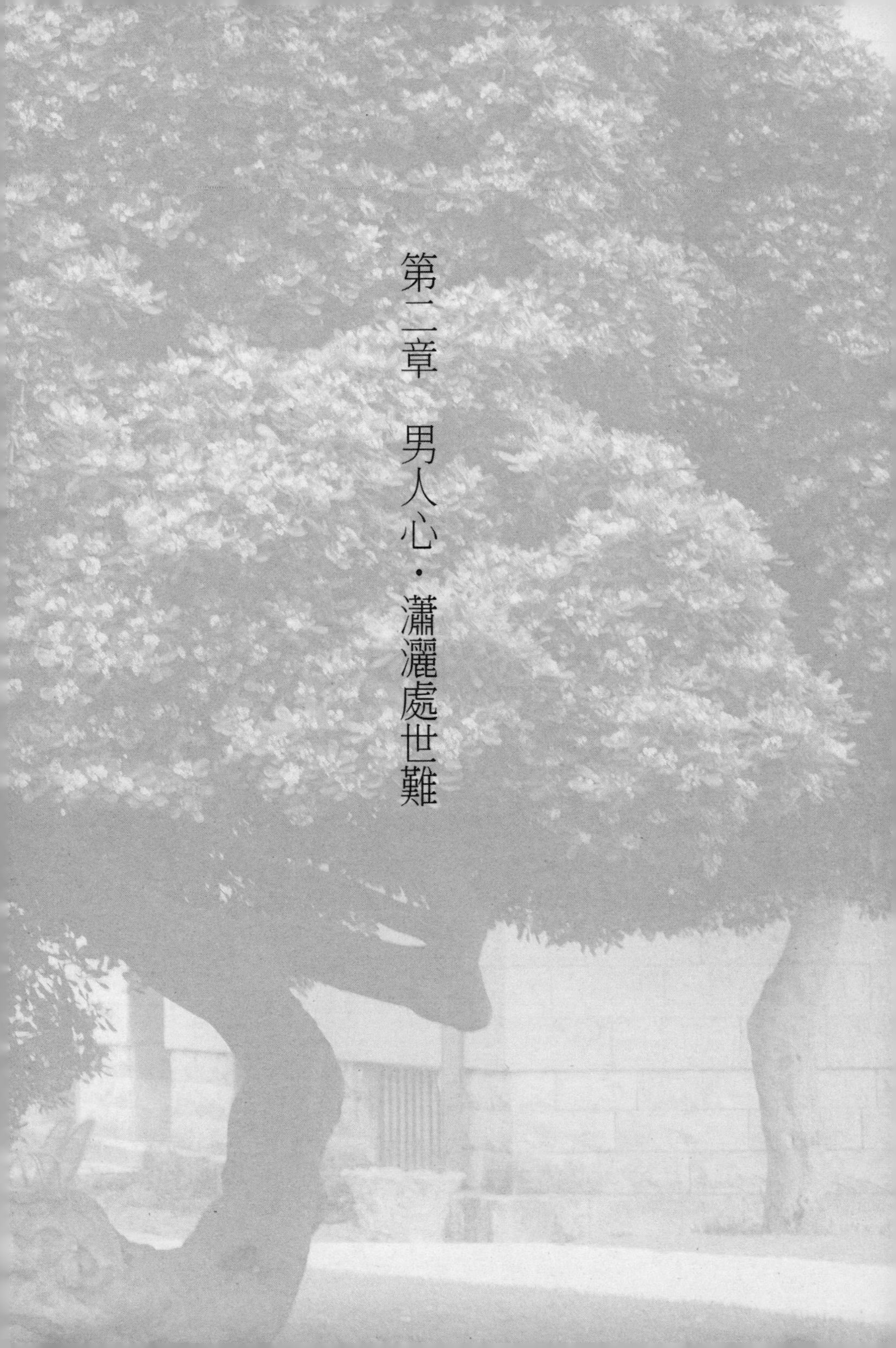

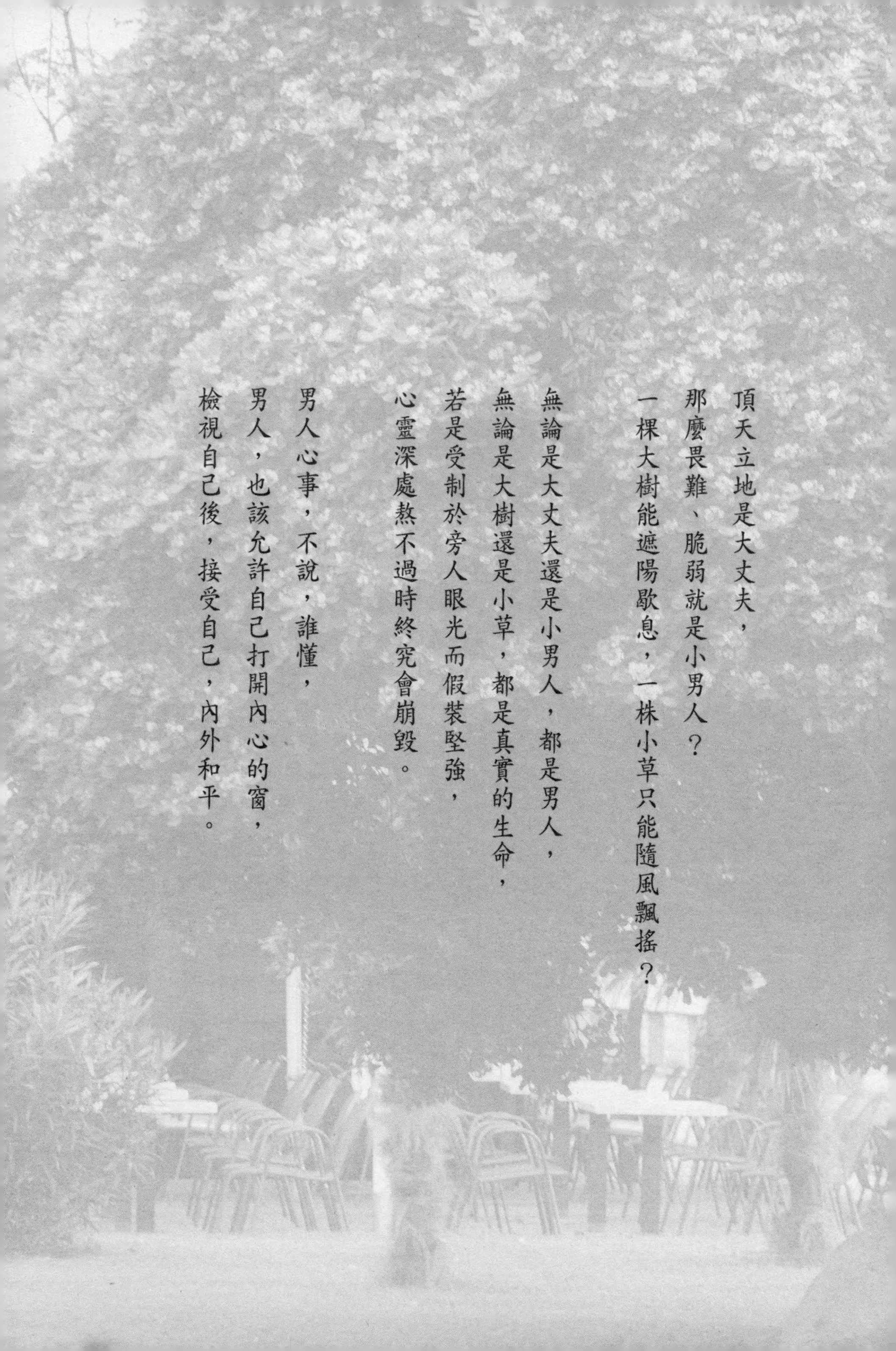

頂天立地是大丈夫，
那麼畏難、脆弱就是小男人？
一棵大樹能遮陽歇息，一株小草只能隨風飄搖？

無論是大丈夫還是小男人，都是男人，
無論是大樹還是小草，都是真實的生命，
若是受制於旁人眼光而假裝堅強，
心靈深處熬不過時終究會崩毀。

男人心事，不說，誰懂，
男人，也該允許自己打開內心的窗，
檢視自己後，接受自己，內外和平。

快轉人生

賴奕菁

提到鎮靜安眠藥物濫用者，您的腦海中會浮現出怎樣的聯想？或許，不外乎是：嗑藥、恍神、不負責任、不想面對現實、生活亂七八糟、惹事生非、不懂事的年輕人、造成家庭社會的麻煩……諸如此類的負面想法吧？當醫師遇到這類的人們時，應該得好好訓誡一番，並且教導他們趕快戒除藥癮，回歸正常生活才是。

想像歸想像，理想歸理想，有時現實發生的狀況卻不見得是我們所設想的那樣。

面前這位中年男子相貌堂堂，斯文有禮，受過高等教育，位居高階主管，已婚，家庭生活穩定，育有兩名子女。準時上下班是一定的，奉公守法自然不在話下。所以，當我發現他的健保IC卡跑出註記，且在各大小醫院診所領取安眠藥物的輝煌紀錄時，心中不免有點小驚訝。同時，生出了更多的懷疑。

「沒辦法，我不吃到這麼多顆藥就是睡不著。好像是有抗藥性了吧？」他有點尷尬與不安，本想隱藏住，趕快拿藥走人的，卻被醫生抓到他的輝煌紀錄。

「這樣啊！如果是其他精神疾病造成的嚴重失眠，就要對核心問題對症下藥；如果是外來的精神壓力導致睡不好，要想辦法處理掉壓力才是正本清源之道。猛加安眠藥沒有用，反而會傷了身體，我幫你想想有沒有別的方法，總之，這藥你是不能再吃了。」我望著他的領藥紀錄，內心嘆著氣。

「是啊，我也知道，這半年來，我已經撞車兩次了。我太太氣到不肯出修理費了。」他支支吾吾又吐出這一句話。

「等等，你說撞車？白天開車時出意外？這藥明明是短效藥物，即使多吃幾顆，起床時藥效應該已經退去了，為何白天還會出事？」

他被醫師抓住了話柄，眼見無法再隱瞞下去，只好逐步吐實。從多次的看診所蒐集到的資訊，我逐漸拼湊出這個男子的故事，他拿到安眠藥並非只有睡前服用，事實上，他瞞著醫生在白天也服用。白天明明要工作，為什麼要吃安眠藥呢？那是因為他的工作太單調，基本上可謂「橡皮圖章」，一天上班八小時，他花不到兩小時就處理完所有的公事了。因為是高階主管，他沒有第一線的任務，但又不是最高決策者，沒有太傷腦筋的決策責任，漫漫長日不知如何打發。偶然間他發現吃幾顆安眠藥之後，這些無聊的空檔就在恍惚間跳過，很快就下班了。於是，他愈吃愈重。

下班之後呢？雖說他有家庭，回家卻只有自己一個人面對空蕩蕩的屋子。太太有自己的事業，常常忙到很晚才回家，到家又是倒頭便睡，夫妻之間毫無交集，熱騰騰的晚餐就更別提了。子女們放學了就先去補習，回到家又窩在自己的房間看書或上網，也很少互動。

他常常自己一個人孤零零地買便當回家吃，但是晚餐之後的漫漫長夜該怎麼辦？於是就……吃藥、睡覺。一早醒來，再度重複這種行屍走肉的生活。

太太知道他有安眠藥癮之後，只有責罵，平時除了問他要錢之外，也沒有多餘的安慰與關懷。子女們的課業表現不佳，他想要關心，也只得到抱怨他嘮叨的冷淡回應。他開始懷疑起自己努力了大半輩子，到底在為何而活？曾想過進修，因為他本來就愛讀書、研究學問，但是太太不贊成，因為當年結婚時她的學歷就遠不及他，要是他再念上去，差距會更大。

「當初結婚時沒有考慮到這些，沒想到過十多年之後，竟然是個問題。總覺得兩人的價值觀與人生觀，差距愈來愈遠。」他充滿無奈。

「小孩也是，不像當年我們那樣聽長輩的話，都很有自己的主見。醫生妳看，太太有自己的事業，賺錢都收到自己的口袋，人生目標很清楚，我的小孩們也很有自己的定見，不容我干涉。我的存在對他們而言，好像只是個負責供應金錢的人罷了。」

「既然你的薪水是自己賺的，為何不拿出一些來完成自己的夢想？」

「房貸算我的，太太的車貸也是我的，小孩的學費補習費，以及所有家用都算我的。薪水看似不錯，但是只要把所有開銷全支應完之後，我一個月只剩幾千元可以用！連想拿點錢回家孝敬父母，都還要老婆恩准。」

聽完他的故事，我慢慢可以理解，這樣的生活有多麼的苦悶，不過，也不能因此就用嗑藥來跳轉掉苦悶的時段，無聊難看的片子用「快轉鍵」，或許可以節省時間直接看精彩片段，但是，當苦悶無聊是自己生活的主軸時，扭轉人生才是重點吧！

小孩因為弱小、無力反抗而被虐，值得同情；都已經是中年且位居要職的人，要推說自己無能力改變生活，那就說不過去了。我們不能說別人不肯改變，所以我也沒有辦法，與其期待別人，不如自己先改變。往往別人會因為我們的改變，也跟著有所轉變。

我請他回想自己這輩子曾有過的夢想，他發現自己不是沒有夢的，只是長年被現實所掩埋。我除了堅持不再開安眠藥避免他濫用之外，也輔以抗憂鬱劑以及解焦慮劑，還鼓勵他去嘗試實踐夢想，他說決定要去參加進修考試，去做志工服務，多回老家去探望父母……

後來好一陣子他沒有再回到門診來了，曾看見他在別家診所前面出現過一次，但是我沒有上前去打招呼，如果他已經找到自己的路，那身為醫師就可以退場了；如果他又再度迷途，見面豈不尷尬？畢竟，醫師只是需要時提供協助的過客，自己的人生還是自己負責。

不改變，再怎麼快轉人生也沒有精彩時刻可期，況且所有人生的結局都一樣，何必那麼急？結局之前的過程都快轉掉的話，又為何走這一遭呢？

追求完美，近乎苛求

沈裕智

張先生在一家私人機構擔任中階主管，由同事陪同來看診。進來診間後，訴說自己最近心裡很煩，睡不著，吃不下，覺得機構裡好像每一個人都在跟他作對！

「每一個人都在跟你作對？你最近一定過得很不開心嘍！怎麼回事？」我說。

「最近有個新的計畫案，是個升職的機會，我希望屬下把這個計畫案做到最好，可是我都叫不動他們！他們私底下都說我太挑剔了，還在臉書（Facebook）上一起罵我，被我不小心看到，心裡好難過喔！要求把事情做到最好，難道錯了嗎？」張先生說。

接下來的幾十分鐘，張先生鉅細靡遺的點名「他們」的懶散、推託、不積極、不團結、不肯配合……（我真是佩服他數落人的功力，完全都不用停頓）會談中趁空檔插了幾句話和他交談，逐漸排除了以怪異想法為主的精神疾病，如妄想症、精神分裂症等疾病；也排除了躁鬱症的可能性。

看起來，張先生不把「他們」都念一輪是不會停止的。這時，一通重要電話中斷了會談，趁他到診間外接電話，我請陪同來的同事說一說張先生在公司的情況。

「要不是考績在他手上，我才不想陪他來！其實我也有在臉書上罵他，只是我用太太的帳號，他沒有認出來。」同事說。

我聽了差點笑出來，原來你也是張先生口中的「他們」。

「每份我們完成的文件，他都要一字一字檢查。只要有一點點差錯，哪怕不過是錯別字，他也要整張作廢。然後鐵青著臉，把排休的同事Call（叫）回來完成，接著再聽他嘮叨一輪。」同事說。

「他永遠繃著臉，不苟言笑，大家最怕跟他共事了。他的世界裡處處是『一定』，處處是『不可以』。」

「要他授權給別人，就像要他的命。他根本不放心自己以外的人所做的任何事。即使一切自己來，他還是不放心，一份計畫書可以改上幾十次，只要有瑕疵便全部重來。每次重來，大家又要按照他的新想法，積極努力的『配合』完成。」

「要是遇到工作有變動，或是老闆臨時交付什麼，這時我們皮就要繃緊了。他會瞎忙一些跟變動無關的小事，把作業標準修得更難做事，也會盯我們盯得更緊。」

「他的效率一直高不起來，時間就在猶豫、檢查、重頭再來之間飛逝。他只是把臉繃得更緊，更拚命工作，我們也跟著瞎忙，經常加一些無謂的班。」

「一開始，同事間還滿樂觀的，願意配合；想說等他升職後就管不到我們，大家努力想把這尊嘮叨的惡魔送上高層。可是老闆好像只把他當棋子，即使他常參加高層的活動，也配合去海外進修領半薪，但每每升遷時都不是他。」張先生的同事也乾脆把無奈都發洩出來了。

「看起來，好像該來看門診的是長期被欺負的你們！」我說。

「醫生，我們還好啦！因為有共同的敵人，大家可以互相取暖。不過他這樣算是一種精神病嗎？」同事問。

剛好張先生接完電話回來診間，一坐下來，跟我說：「醫生，你就開點幫忙睡覺的藥給我就好了，我應該只是被『他們』氣到了！」

「好像很少聽你說『我們』？明明你們不是在同一個機構嗎？你好像刻意要把自己跟『他們』分開！」我說。

「醫生，管理學我也是很熟的好嗎？什麼你我他！『他們』真的只能用一句話形容——朽木不可雕也。或許我比較急，但我都是為公司好啊！」張先生說。

「看起來個性上好像有一些空間可以做調整，能不能抽個時間來做個性格的測驗？」我問。

「再說吧，醫生！你的藥開好了嗎？我趕著回公司！」張先生說。

後來，張先生沒再回診，當然性格測驗也就不了了之。

不知變通、猶豫不決、僵硬、固執、力求完美卻迷失在無關緊要的細節，這就是「強迫性人格疾患」患者生活的寫照。可惜人格疾患並無特別有效的治療方法，通常需接受心理治療找出根本的原因，並在治療的過程中，跟治療師習得較成熟的人格。

一個人為什麼會變成這樣？可能的解釋是：內心潛在一種「不被喜愛」的恐懼，因此急於表現以證明自己值得被愛；又會擔心犯錯而被「放棄」，所以抓緊舊有的規則不放，不敢嘗試。也因此得失心太重，面對抉擇時，畏首畏尾，難以下決定，一旦有突發狀況、沒有規則可循時，就會焦慮到無法自己。

強迫性人格疾患多少也有其優點存在，如這位張先生，因為認真、守規矩、擇善固執、值得信任，讓他坐到主管的位置，只是漸漸地缺點會遠大過優點。倘若能及早進行治療，減低固執、猶豫、過度拘泥細節等不適切行為，發揮穩定、值得信賴、勤奮等優點，甚至可能就此改變張先生的一生，並擁有更美好的未來。

黑暗中的一雙眼

沈裕智

有位沉默的患者，向我吐露了心中的大祕密：

我是一個內向而自卑的男生，爸爸是軍人，管教很嚴，我只要看到爸爸嚴厲的目光就害怕。爸爸因工作的關係需要輪班，經常不在家，十歲的時候，一次偶然半夜醒來，看到了睡在同一房間裡的媽媽自慰的情景，當時非常的驚訝、好奇，又不敢聲張。後來，我晚上有意裝著睡覺，偷偷看著媽媽自慰，慢慢地產生了一種特殊的興奮和快感。

國三的那年暑假，我去舅舅家玩，表姊在浴室裡洗澡，我隔著浴室門高聲跟她打招呼。當時，浴室門沒關緊，那一刻，我一看到表姊的胴體，忽然從心底湧起一陣衝動，腦袋就像充了血一樣，眼睛忍不住地一個勁兒盯著看……表姊洗完澡出來，我立即假裝沒事走回客廳看電視。表姊到客廳吹頭髮，坐在我的旁邊，表姊很漂亮，剛洗過澡的樣子更加動人，濕濕的頭髮上閃著晶瑩的小水珠，也散發出淡淡清香，薄薄的睡衣隱隱約約地看到她微聳的乳房、內衣的輪廓……感覺既緊張又新奇。

高中時念男女合校，不知誰在男女洗手間之間的牆上開了個小洞，剛好可以看見女洗手間的情況。一開始我不想看，後來好奇就情不自禁地偷看。隨著這種行為的加劇，心理上也發生巨大變化，從好奇到產生性衝動，到最後不看不行。心裡知道這是不道德的可恥行為，但一去洗手間就止不住自己，直到自慰滿足。

大學時雖然有女朋友，但常為了小事爭執吵架，感情不好。有一次大吵完後，心情鬱悶，在網路上買了針孔攝影機，晚上趁女友及她的室友外出，進入她們的住處，在客廳、臥房及廁所安裝針孔攝影機。後來被女友發現報警處理，被學校勒令退學，於是被嚴厲的爸爸帶來精神科門診接受治療。

顯然，他是一個窺淫癖（Voyeurism）患者。窺淫癖是一種並不少見的心理變態，一般多見於男性。其主要表現為：患者具有一種窺視別人性交或異性裸體的病態欲望。這種欲望非常強烈，不能被自己的思想意識所左右，不能被社會的行為規範所約束，甚至樂此不疲，同時卻對自己正常的性伴侶和性生活毫無興趣。實際上，正常人也會有窺視別人性交或異性裸體的欲望產生性興奮。兩者的差別在於能否「自我控制」，以及是否影響「正常的生活」。

窺淫癖的發生，與患者在幼年時期受到的家庭教育和環境影響有關，特別是他們最初的性體驗、性感受。這是因為兒童的心理發育不成熟，對許多事物缺乏分析、判斷和正確認識的能力，對偶然發生的性體驗和性感受會留下深刻的印象。有些可造成心理創傷，導致心理扭曲，乃至發展為性變態。

經過幾次的心理治療，在過程中發現，家庭結構在他的潛意識中埋下了「仇父戀母」的種子。種子慢慢發芽，希望拯救幻想中受苦的媽媽，並取代爸爸與媽媽在一起。但是心理另一個聲音又會斥責他怎麼可以跟媽媽在一起，甚至發生性關係呢？這不是亂倫嗎？於是小時媽媽的形象，隨著種子發芽茁壯，轉換到其他的異性。窺視異性裸體或別人性交，在心理層面象徵希望再重溫小時候和媽媽在一起的安全感，好像又再次戰勝了爸爸，贏得了媽媽。但是怎麼看其他的異性，潛意識都覺得不是真的媽媽啊。只好不停地看、不停地窺視象徵潛意識媽媽的異性，到最後無法控制。

窺淫癖通過心理治療是可以得到一定程度矯正的，尤其患者透過心理分析瞭解病因形成的緣由，心理慢慢釋懷所有情結，把搶奪來的潛意識媽媽還給爸爸，才不會所有的異性都像是媽媽的代替品，也才能放自己一條生路，讓自己可以正常的去喜歡異性。

何謂窺淫癖（Voyeurism）？

一、至少六個月期間，一再出現強烈性興奮的幻想、性衝動或行為，內容是實際去偷窺不知情而處在裸身、脫衣過程或正從事性活動的人。

二、此幻想、性衝動、或行為造成臨床上顯著痛苦，或損害社會、職業、或其他重要領域的功能。

都是酒精惹的禍

沈裕智

老黃是一位小有名氣的廚師，他做的菜有巧思、有美感、嚐起來更是美味，再加上個性開朗，談吐幽默，不僅能和客人打成一片，也能記住常客的口味，凡廚房裡的事，老黃都處理得有條有理。有次去他店裡光顧，隔桌有個小朋友身體不舒服沒有胃口，他還特別熬個粥，煮了碗薑湯，這樣的服務真的很令人感動。

最近老黃的孫女剛上幼稚園，得了感冒傳給家人，家中成員一個個病倒，老黃也沒能倖免。起初幾天，老黃勉強撐著在廚房裡工作，過兩天，開始發燒、咳嗽、鼻塞、全身無力，終於不支病倒。店關了幾天，到醫院去打了點滴，吃了藥，病情才逐漸穩定下來。

可是，奇怪的事接著發生了，半夜家人聽見老黃在房間裡驚恐的大叫。進去一看，發現老黃像瘋了一樣，手指著床邊一直大吼：「有好多惡鬼來啦！」把燈打開，才說鬼少了點。當時正值農曆七月，家人心裡也覺得毛毛的。接著老黃又看到地上有許多蛇爬來爬去，床上及身上也爬滿了蟲子，嚇得他把衣服脫下丟在一旁，身上已經有好多地方被自己抓破皮。老黃兩個小兒子費了好大的勁，好不容易才將老黃制伏，叫了救護車，送到急診室。

到了急診室，會診精神科醫師，為老黃打了一些處理精神症狀的藥物，並安排相關的身體檢查，詢問病史及生活習慣。其中問到有無抽煙喝酒的習慣，老黃說在廚房工作，容易拿到酒，每天大約要喝米酒兩、三瓶，已經喝了十多年。最近因為感冒全身不舒服，整整有三、四天沒有喝了。

這下真相大白，原來老黃得了典型的「酒精戒斷症候群」。

什麼是「酒精戒斷症候群」呢？由於酒精是一種中樞神經抑制劑，長期喝酒的人，尤其是達到「酒精依賴」程度的患者，大腦習慣處於被抑制的狀況。突然完全停酒後，會出現神經系統反彈興奮的症狀，例如心跳加速、血壓升高、噁心嘔吐、冒冷汗、手抖或焦慮失眠等情形，常併有定向感缺失（無法分辨是白天或晚上、把家中誤以為是在外面等）及一些幻覺及混亂行為。常見的幻覺經驗，包括看見火在燒或人影飄動，而主訴見到一大堆昆蟲在地上爬或感覺螞蟻在身體鑽動的情形也不少。

臨床上治療酒精戒斷的藥物是苯二氮平（benzodiazepine），用來壓抑突然停酒後神經系統反彈興奮的症狀，亦即把患者平常攝取酒精的量先換算成苯二氮平的量，再以一段時間用最安全的方式將苯二氮平逐步遞減，如此就可以避免患者產生急性酒精戒斷的情形。除了苯二氮平外尚須立刻補充維他命B_1、靜脈輸液、電解質及葡萄糖等，為了避免抽搐、痙攣或癲癇的發作，有時必須再給予抗癲癇藥物。如果放任病患未加治療，一旦出現「震顫性譫妄」而未及時送醫的話，死亡率高達百分之二十，不可不慎。

經過十天的住院治療，老黃康復回家了。離開時，醫護團隊們都諄諄告誡老黃不能再喝酒。幾天後，再去老黃的店裡，他的工作逐漸恢復正常，對十幾天前的事——床邊的鬼，地上的蛇，以及身上的蟲子等，都慢慢從記憶中淡忘。看來，老黃真的完全好了呢！

嘴裡吃著老黃的酥炸茄子，順口問問老黃有沒有按時吃藥。

老黃說：「醫生你開的要我都有按時吃，可是不准喝酒這件事，我的酒蟲說辦不到啊！」

唸了老黃幾句，老黃急忙補上一盤小菜，像個老頑童。戒酒，對老黃來說，還要長期抗戰啊！

退休‧人生新起點

賴奕菁

關於「退休」，您想到甚麼？是終於卸下重擔，不必再朝九晚五？還是，領到一筆退休金，從此過著清閒自由的生活？退休是享福的開始？還是黃昏無限好的感嘆？

從這個患者的故事，讓我們明白：退休不是放個例假，也不只是放個長到可以出國玩的年假，退休若是沒有規劃與準備好，就會讓人陷入沒完沒了的噩夢。

這位先生在一家頗具規模的公營企業擔任中階主管多年，可惜他的官運並不順遂，一直無法再升遷，導因可能與他火爆的個性有關，不僅容易與同事起口角，連與長官都曾經爆出肢體衝突。因為這種個性加上工作相隔甚遠，夫妻間也漸行漸遠，離婚之後，唯一的女兒跟著媽媽生活，他也樂得清閒，下班就窩在宿舍裡，沒甚麼交際應酬。後來在一場同學會中，與一位失婚的女同學重新連繫上，並且交往，但因對方與子女同住，故兩人都沒有考慮到再婚。

去年公司裡調來了新的主管，年輕又有企圖心，新措施頗多，他與新主管槓上了，心裡相當不痛快。算算自己的年資夠了，差不多可以辦理退休，領一筆錢告老還鄉，省得留著嘔氣。於是沒有多想就去辦了手續，隔天就回老家附近買了間房子，想說從此可以享清福了。

這種退休清福在前一兩個月還挺愜意的，睡到自然醒，隨意吃個早餐看個報紙，出門運動流流汗，回家睡個午覺到傍晚，吃過晚餐看個電視，就上床躺平。後來，他發現自己愈來愈不喜歡早上醒來，因為要面對可有可無，不知做啥的另一天，運動也愈來愈沒勁，吃飯也是轉來轉去那幾個店家，吃到生膩。漸漸的，他感到這房子似乎氣場不對勁，他愈住愈虛弱，跟對門的鄰居也看不對眼，想到就有氣。後來，飯也不想吃了，門也不想出了，懶到連電視也不想開了。

說起家人，手足分散各地，前妻早已形同陌路，女兒已經讀大學，女友則是在外地居住與工作，可以說，生活中完全只剩下自己一個人。

所以，他來求診，核對了症狀與病程，我確定他是得了「重度憂鬱症」。

「先吃藥看看吧？」我說。

他還有點抗拒，怎麼這樣就得了憂鬱症？

沒多久之後回診，他好轉得奇快無比，遠出乎我的預期。應該是運動的關係，他認為是自己去運動就好多了，所以就想減掉這無謂的藥物。

「好吧，那麼維持一半的劑量就好，但還是得再治療與觀察一陣子，以免復發。」我說。

再回診時，證實上次只是迴光返照，他病得更加嚴重，整個人瘦了一圈不講，連臉色都變得灰黑，嚇得我要求他一定要住院治療。住院之後，因為長談的機會較多，我逐漸聽到他真正的心聲。

原來，他根本沒有好好想過退休是怎麼一回事，自然也沒有為退休做過準備。平常就是個「宅男」，沒有人際關係，自然也不會有人來拜訪他，非常寂寞。

除了原本的工作，他也完全沒有興趣、嗜好以及休閒活動，漫漫長日要做什麼？每天醒來都是拷問。即使去做了某些事情，沒有人陪，沒有人可以講話，一整天除了購物需要，根本不必開口說話。更加孤單。

年輕時以為有工作就可以了，忽略了家庭，以致現在有家人也像沒有一樣。有房子卻沒有家人的感覺，竟是那麼的空洞！在他傍晚拎著晚餐推門的那一霎那，如黑洞般的房子讓他幾乎要窒息，開燈趕走黑暗，卻趕不走內心的寂寥。

雖然女兒會打電話來，不過卻是為了要錢，畢業後要找工作，想買二手車代步，前妻說他沒有盡到父親的責任，至少要從退休金拿部分出來支應一下車款。說完錢的問題，電話就掛了。

女友雖然已經離婚，但是子女與娘家的父母都同住，她是經濟的支柱，不可能到東部來陪他，當然他也不方便住進女友的家裡。後來，他語重心長地說道，要是早知道退休後會變成這樣，他絕對會晚個幾年再辦，而且會把退休準備做好。或許，先去參加慈善志工團體，找出自己的價值；不然就去參加宗教團體，獲得心靈與教友的支持；也要培養嗜好與興趣，或是去找尋事業第二春……，而不是退休就變成了一個孤島，寂寞的小行星，寂寞到憂鬱症找上門。

做為一名身心科醫師，有時常會遇到不講理的病患，而使人感到抓狂、虛脫，不過，更多的患者就像生命老師一樣，一個個到我面前講述他們的人生故事。不用等到年老，我就被教導了病苦與健康的可貴；不用等到退休，我也被教導了職場上的一切，全都帶不走。

當退休生效的次日，是人生的新開始？還是噩夢的開始？全都取決於退休前的準備是否完善，沒有想清楚就急忙退休的人們，可能會「從一個火坑，跳到另一個火坑」，而退休後的火坑，可是無期徒刑啊！

這位先生以身示教，希望大家都能體會：退休應該是人生的新起點，而不是憂鬱的無期徒刑。

母愛替代品

沈裕智

王先生垂頭喪氣地進來診間，訴說自己最近心裡很煩，睡不著，吃不下，很懊悔，接著開始泣訴已經論及婚嫁的女朋友要跟他取消婚約。

我問：「很懊悔？該不會是你有小三了吧！」

「怎麼會！我很愛我女朋友的。」他尷尬的回答：「該怎麼說呢？真難以啟齒。醫生，你一定會笑我的。我有個習慣，喜歡用女生的絲襪自慰。這次碰巧被女朋友發現，她警告我，要我趕快找醫師醫治這種怪癖，而且婚約暫時取消。」

「你一定很不好受！那天是怎麼回事？」我問。

「那天上班時被老闆罵，心裡很不開心！每當我心情不愉快時，就會有個慾望，想摸摸女生的絲襪。接著，我穿上它，在自己的屋裡自慰，處於幻想的世界中，剛好我的女朋友開門進來。」

「心裡空虛時，也想用女生的絲襪自慰。我曾經把所有的絲襪燒毀，卻在心裡空虛時又購買了許多性感絲襪。好幾年的時間，無數次在使用完絲襪之後，告訴自己找個女朋友好好談戀愛。」

「後來交女朋友後，這種情形已經少很多了，只要能和她在一起，就沒有這種慾望。只是有時候，女朋友沒空理我或是吵架時，又會有慾望想找女生的絲襪。」

「你會不會想作女人？」我問。

「不會啊！我喜歡女生。雖然我喜歡穿上女生的絲襪自慰，但我並不想做女人。」王先生說。

「好像絲襪可以填補你心裡的寂寞與空虛！這種習慣是怎麼開始的呢？」我問。

「小時候爸媽都要上班，我一直由褓母帶大。媽媽說我有一個小毛毯，不管到哪裡都要帶著，晚上睡覺時，一定要抱著小毛毯才睡得著。後來家中經濟情況比較好了，家裡開了店，褓母離開，由媽媽在家顧我。但店裡生意忙，我常自己一個人在家玩。」

「幼稚園和小學時，家裡有養狗，毛茸茸的很可愛，叫小花，放學回來時，小花會在門口等我。找不到朋友玩時，就跟小花玩，晚上睡覺寂寞時，就把小花抱到床上睡覺。」

「小花陪我到小學五年級後生病走了。從那時起，就有一個習慣，當媽媽忙，我寂寞時，或是一個人在家時，便偷偷的躲在房間裡，穿上女生的絲襪自慰。」

「好像心裡空虛時，一定要找個對象，讓你可以依賴有安全感。嬰兒時期要抱小毛毯，小孩階段時要抱小花，長大時要靠女生的絲襪填補空虛。」我說。

幾次門診後，王先生提到曾聽媽媽提過因為奶水不夠，被小嬰兒的他狠狠咬了乳頭。稍微懂事後，有段時間很討厭媽媽，甚至覺得是不是褓母才是自己的親生母親？「後來褓母離開，由媽媽在家顧我，這種奇怪的想法才漸漸沒有。」

「喝奶沒喝飽好像影響了你的上半輩子。」我說。

「這是什麼意思？」王先生問。

「兩歲前是一個人建立安全感很重要的時期，這段時間常跟父母親在一起的小孩，親密感與安全感就會建立起來。或許你由褓母帶大，沒跟母親在一起，後來又與熟悉的褓母離別，遺留下不安的心理。所以需要能讓你有安全感的代替品，如褓母、小毛毯、小花、到後來的絲襪，這些其實都是媽媽的代替品。」我說。

這樣的剖析，王先生來看診好幾次，才能理解及釋懷，也坦白跟女朋友解釋病因的來龍去脈。他女朋友雖然不太能理解但很願意協助，帶他認識新朋友，常出去郊外，假日時一起做志工，來填補其空虛的感覺。

最近他們要結婚了，王先生跟我說：「怎麼我女朋友越來越有我媽媽的影子。」他又來看診幾次，我希望停在這個階段就好。因為以前有個類似的患者，後來產生另一種病態的神經質，每次要跟太太行房時，就會有莫名的不安，因為太太實在太像他的媽媽了，有亂倫的感覺……那，又是另一個故事了。

第二章　家與愛・生命之倚重

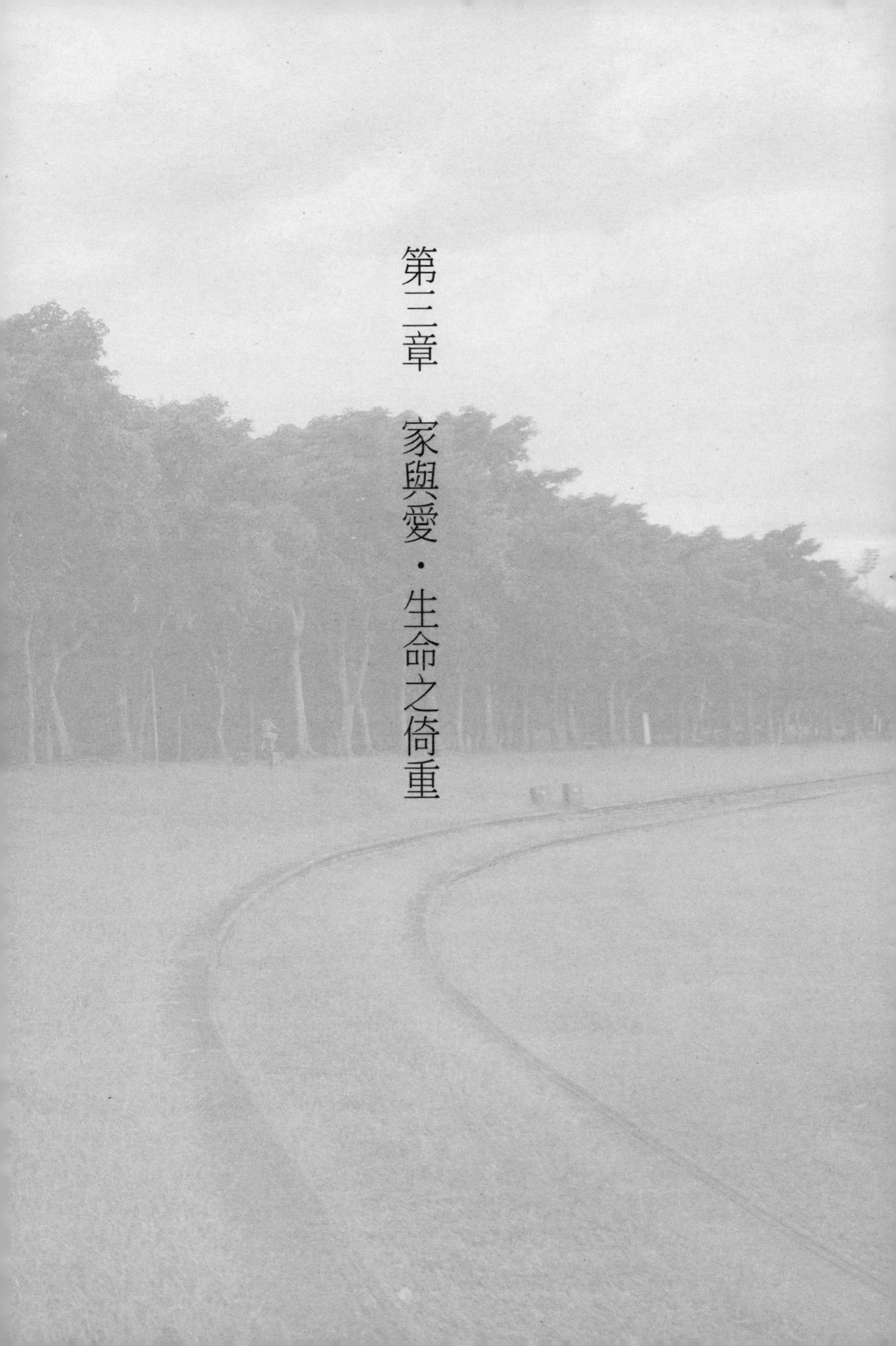

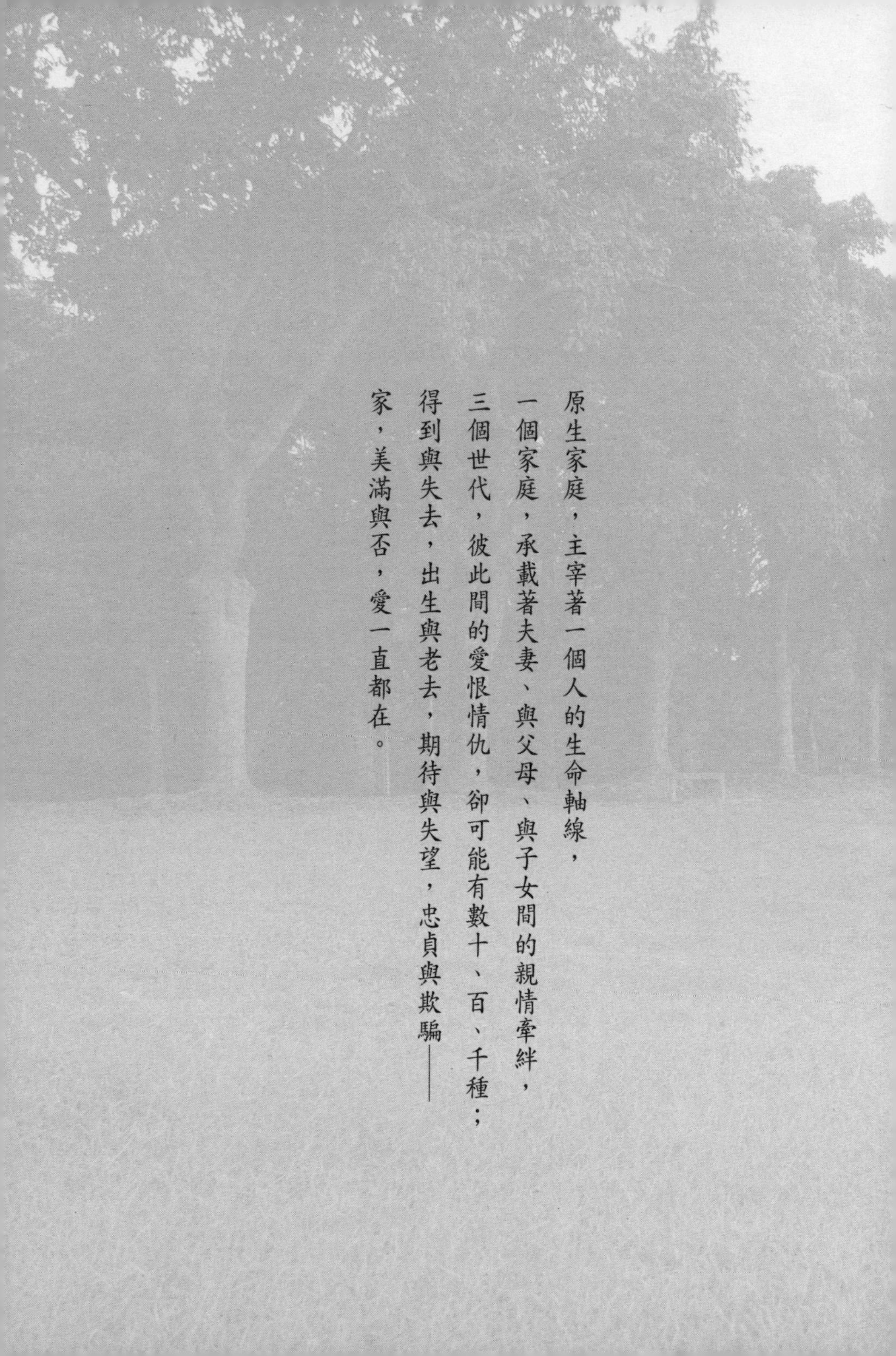

原生家庭，主宰著一個人的生命軸線，

一個家庭，承載著夫妻、與父母、與子女間的親情牽絆，

三個世代，彼此間的愛恨情仇，卻可能有數十、百、千種；

得到與失去，出生與老去，期待與失望，忠貞與欺騙——

家，美滿與否，愛一直都在。

親愛的，這裡是家

賴奕菁

有人說天底下沒有新鮮事，果真如此。

某天，A小姐講著自己的婚姻生活，難過又氣憤，身為職業軍人的丈夫常不在家，讓她一個人肩負工作與照顧孩子的重擔就罷了，偏偏對她的態度卻像是對阿兵哥一樣，權威式的下命令。

我說：「以前聽說有退休將官，硬要老婆把每天要採買的菜單給他簽過才可以，我本來還以為太過誇張呢！」

A小姐聳聳肩。「其實也差不多了，他軍官當久了，回家把我當班長訓，把兒子當班兵罵，只要他一回家，全家就劍拔弩張。他不在家，我們母子倆可樂得很，輕鬆自在。」

我搖搖頭，看起來今天來看病的人來錯了，那個沒自覺的老公應該才是關鍵。

誰曉得，剛送走A小姐，後面進來的B小姐講起她的故事，耳熟到我要確認一下電腦螢幕上的病患姓名，才能斷定這是另一個病人。同樣的狀況，只是B小姐的丈夫是警察，對她與小孩講話的態度像是在審問犯人！

突然間我想起以前看過的一個小故事：

有一次，英國維多利亞女王被丈夫鎖在房門外，她在房間外敲門，只聽到裡面問道：「是誰？」

「女王！」

整個英國也就只有這麼一個女王了，夠清楚了吧！沒想到裡面毫無動靜，王夫一點也沒有想要開門的意思。於是女王接連著敲門，繼續回答著「是誰？」的問題。但是，「女王」這個答案連續吃了閉門羹。

到最後女王換了個答案，說道：「是你的妻子！」房間門立刻開了，她終於得以進房。

即使是貴為國家元首，回家之後也只是為人父母、夫妻或是子女。何況是其他的各行各業，工作時、對外時的身分，再怎樣也不足以帶回家去對待家人。有很多人犯這種毛病，卻拿「職業病」、「太投入工作」等等理由來開脫，殊不知職場上的一切都是可以取代的，連自己也是可以被取代的。

我們可以換工作，換頭銜，但是唯有「家庭」無法更換，每個家人都無以取代，自己在家庭中的地位也是獨一無二的。任性地把職場上對待同僚、同事、客戶的態度搬來強壓在家人的身上，難道是想逼家人把自己也當成外人看待？

想著想著，後面接著進來C同學，就讀某大專院校。外表有點靦腆、緊張，看來是第一次來本科看診的樣子。

「同學啊，怎麼了？有甚麼困擾嗎？」

「我媽老是把我當學生罵！我都多大了，老被這樣罵，實在受不了。」

「敢問令堂大人的職業？」

「喔，我媽是小學老師！」

寶貝，你是我的成績單

賴奕菁

外面陽光亮麗，但我的診間裡烏雲密布，一片低氣壓。某位女士帶她的寶貝女兒坐在我的面前，為母的滿臉冰霜，女兒則是眼睛亂瞟，毫不在乎的樣子。

果不其然，這位母親開始叨叨絮絮地數落起女兒種種不肖的罪狀來。這個不配合，那個不做，明明頭腦不錯，卻總是到緊要關頭就放棄，最近還會翹課、逃學，叛逆得要命。

「我都不敢跟別人說，我自己的小孩竟然教成這樣！」媽媽氣到流下悲憤的眼淚。

即使面對母親的眼淚，女兒還是維持淡淡的表情，彷彿事不關己。

母親，高中老師，服務於第一志願的名校，因為教學績效卓著，是紅牌老師中的大紅牌。每年不知道有多少人想透過關係，把小孩擠進她的班！然而，她內心的最大傷痛就是——教不好自己的獨生女兒。

「剛剛那是妳媽媽的說法。現在換妳了，妳應該有自己的看法吧？」

女兒似乎有點意外，竟然自己也有發言權？醫生要聽她的說法？念頭一轉，她還是低下了頭，選擇了沉默。

或許，是媽媽在場，她說不出口，只好先請媽媽出去外面稍待，讓女兒單獨會談。

這時，女兒才開始說話了，幽幽地述說自小父母親對她的期望、指導、要求等，她都努力做到，當個沒有聲音的好寶寶。當她逐漸長大，開始想像自己未來的人生時，她對父母表示想學畫畫，未來想走美術路線，卻被斷然拒絕，說畫家沒有前途，只准她念普通高中，將來考一流大學。她抗爭不成，被送去私立高中勤管嚴教，過著考試機器的養成生活，感覺快死掉了。

她捲起衣服的左袖口，銀白與暗紅交錯的數條痕跡在吶喊著，她不快樂！這位少女抿著嘴，垂著眼，轉過頭去，企圖掩飾將要落下的淚珠。

「他們說這樣是為我好，為我將來好。但是，我現在就要活不下去了，將來好不好有甚麼用？在想走美術之前，我是想要跳舞的。跳舞，不可以！畫畫，不可以！我想要做的，通通不可以！他們要我做的，才可以！」

「再說，那是為我好嗎？還是為了她自己？××老師丟不起這個臉，自己的小孩沒上臺大！我是她的誰？我只是用來肯定她的，給她錦上添花的！她自己上過臺大就好了，幹嘛要逼我也去？」

「如果都要照她的意思做，那我的人生就給她嘛！通通拿回去……」她近乎絕望地啜泣了起來。我抽出面紙安慰她，接著讓她暫時離開，換母親進來。

「剛剛妳有聽到嗎？」我試探著問。母親點點頭。

這孩子剛剛幾乎用生命吶喊出的那幾句話，薄薄的一道門恐怕是擋不住，對坐在門外的母親恐怕是字字如雷貫耳。

「她從小就是一個很乖的小孩。」母親喃喃說道。「在此之前，從沒讓我操過心，我為她準備好所有的一切，她也從未讓我失望過，我一直以為會永遠這樣下去。我從來沒有想過，她會想做別的事情，甚麼畫畫啊！舞蹈啊！真是亂來了，將來可以靠這些吃飯嗎？」

不行嗎？我腦中閃過我最喜歡的插畫家經典畫作、舞蹈團體的公演畫面……到底哪裡不行？

「她那樣鬧之後，我有提過同意讓她轉去美術學校，她偏偏又拒絕了。她說，要的時候偏不給，現在她也不想要了，還說她想死。所以，我才帶她來看診。我不知道該怎麼辦，別人的小孩我教得那麼好，我的小孩卻說她想死……」

「那就看妳的態度了，她到底是妳的女兒，還是妳的成績單？」

「當然是女兒啊！」紅牌老師挫折的眼淚還懸在臉頰上。

「如果她是妳的女兒，重要的是她的人生要怎樣過得精采、快樂。所謂的精采、快樂是很主觀的感受，要由當事人自己決定。要是有人請妳吃飯，上桌之後卻是妳夾這個，他就用筷子敲妳的手，改夾那個，更被敲到手握不住筷子，然後幫妳夾一堆不喜歡的菜，堆滿妳的碗，那麼，妳還有胃口吃飯嗎？」

「那我要怎麼做呢？」紅牌老師變回了憂心的母親。

我拿出轉介單，開始振筆疾書，說道：「或許應該要先被治療的人是妳，先去和心理師多談幾次，理出頭緒來。我們自己改變了，孩子才可能會跟著改變。」

有很多親子問題往往不像它表象呈現的那樣簡單，一層一層剝下去，可能會像洋蔥一樣嗆得人流淚。但是，不一層一層剝開，我們永遠看不到問題的核心。或許種種做法都是以「愛」為名，但是，「愛」誰？愛的是孩子本身，還是我們自己所設定的形象？

聰明藥

賴奕菁

一位母親帶著兒子前來看上次智力測驗的報告。智力測驗的分數實在不樂觀，只有四十幾分。我接過她帶來的空白殘障手冊，一邊解釋著測驗分數代表的意義，一邊填寫殘障手冊符合的項目。

中度智能障礙，讀書與學習都會遭遇相當的困難。我邊想邊嘆息，隨口問道：「那你現在在做甚麼？」

這個孩子的反應頗慢，似乎聽不太懂我的問話，媽媽就代替回答說：「在念高中。」

「高中？花蓮的啟智高中嗎？」

「不是，是念××高職。」

「高職？那他跟得上進度，聽得懂教什麼嗎？」

「聽不懂啊！根本搞不懂在上什麼，去上課總是發呆，也跟同學處不來。但是，我自己不識字，我希望他能多讀點書，反正就用加分進去，能讀多少算多少。」

中度智能障礙靠加分念高職？

我以前在某技術學院曾遇到連英文字母都看不懂的學生，一問之下是拿智能障礙的殘障手冊，保送進來念大學，當時只覺得荒謬之至。對於弱勢族群應該提供維護其權益的保障，但是怎可給予如此不適合的配套？就像讓色盲者加分去念美術班，聽障者保送到音樂系？這對孩子們來說，絕對不是最好的方法。

我指著殘障手冊上的欄位，請他唸唸看，結果他確實唸不出幾個國字來。這樣的狀況，接受所謂的高職教育，真能符合他的需要嗎？還是只為了完成母親的願望？

如果不要執著在學歷上面，他可以接受更適合自己程度的職業訓練，做著簡單但可上手的工作，靠著反覆練習的熟悉度勝任愉快，將來或許足以養活自己，也能獨立生活，但他卻還被放在學校裡，聽著對他有如浮雲的「知識」，讓人感覺既悲傷又諷刺。

母親接過殘障手冊，要求說：「醫生哪！那妳就給他開些吃了會變聰明的藥吧！」

我愣住了，聰明藥？這世上有這種神奇的藥物嗎？

提起精神，我緩緩戳破她的美夢：「如果有聰明藥的話，我會先自己吃了。」

她皺著眉，顯出困惑的神情。

啊！看來是聽不懂我話中的隱喻，我只好挑明了講：「目前醫學還沒有發明出來這種藥，所以沒得開。」

看她帶著兒子黯然出了診間的門，回想起最近有過多少人跟我要聽明藥，內心感慨萬千。智能障礙很辛苦，難道只要變聰明了，人生就美好了嗎？有多少人聰明反被聰明誤？有多少人聰明至極，面對人生卻是苦惱連連？

大家總是祈求聰明，卻少有人渴望「智慧」。聰明的人常因過於算計而犯糊塗，有大智慧的人方可遠離困惑、苦惱。

聰明沒有藥，智慧更是沒有捷徑，然而，智慧是可以修習、體會的，或許上天沒有給我們絕頂聰明的大腦，但是我們可以用「心」在菩薩道上求取大智慧，一生無畏無懼，學習慈悲大愛。

但願這位母親能用智慧面對兒子的問題，做出最好的決定。

智能障礙

智力測驗定義平均分數最中間的人為一百分，然後以此為標準換算出其他人的分數，通稱為智商（IQ）。比平均值高出兩成的智商為一百二十分，低三成則為七十分。

通常定義IQ低於七十分者定義為智能障礙，六十九到五十五分屬於輕度、五十四到四十分為中度、四十分以下則為重度智能障礙。

因為有國際公認的標準，智能障礙需經過標準的智力測驗後，方可判定嚴重程度。隨著年齡的變化，IQ可能會改變，所以必要時應該重測，尤其年紀愈小，IQ愈難測得準，「一試定終身」是不正確的觀念。

聽身體在說話

林喬祥

週日早上，我在網球場上打完了第三盤，正喘吁吁地在場邊享受著運動後的舒暢時，瞥見身邊一個約莫十來歲的小男孩，在另一個球場上用幾乎是正式比賽時才會有的專注抽著向他飛去的球，心裡邊讚嘆著：「好球」腦海裡同時也閃過了之前小兒神經科的王校長轉介來的一個小學六年級小朋友——小德（化名）的身影。

小德因為半年多來反覆地出現頭暈、胸悶、肚子痛等現象，經過基層醫師轉介由家人帶他到小兒神經科就診。經過一系列的檢查，顯示腦神經方面並沒有異狀，身體各方面的情況也都良好，但是他反覆出現頭暈、肚子痛的情形還是持續。因此，王校長建議母親帶他來精神科門診找找答案。

當時這名十二、三歲的男孩，雖然在診間時顯得個性開朗、活潑外向，但談到半年來困擾著他的頭暈、胸悶、肚子痛等不舒服仍不免皺起眉頭，唸著：「他們一定不知道多不舒服。」詳談之下我慢慢知道，他說的「他們」既是指他老爸，也指幾個原本常聚在一起的好朋友。他父親是他就讀學校的體育老師，也是網球隊的教練。

從小他就常常跟著爸爸到網球場，看一群大人有時加上一群小朋友打網球。上小學後他也開始上場打網球，原本很喜歡，也打得很好，父親一方面很高興，一方面也漸漸用高標準來嚴格要求他的表現，同時也對他在球場上的表現充滿期待，希望好還要更好。升上五年級以後，他除了上課時間之外，幾乎閒暇的時間不是對著牆壁抽球、練發球，就是在場上不斷地對著爸爸打過來的球揮拍。當其他同學相約聚在一起玩時，他還是必須要打網球；他覺得自己有進步了，但是爸爸總覺得不夠。

漸漸地，打網球對他而言，變成是一件不得不去進行的苦差事，而且樂趣慢慢消失，取而代之的是壓力和辛苦；半年前有一天下課後，準備到球場練球時他第一次經歷了一陣強烈的頭暈和胸悶，可是他不敢跟教練爸爸說，擔心爸爸認為他偷懶。那天之後，類似的情形就不定時地發生，持續到這次就醫。

「身體化症狀」（Somatization），是精神醫學領域對於這個現象的理解，指的是當一個人出現一些特定的身體不舒服症狀，但是相關的身體生理檢查卻沒有顯示有明確的異狀。通常的情形是，當一個人有某種不舒服的情緒卻不知道該怎麼去紓解，過一段時間後，他的身體就逐漸出現各種症狀。

看診時，我試著讓小德知道，我了解他的挫折，他這麼努力了，卻沒有得到父親應有的認同與讚賞，也失去和同學相處的機會。他還是皺著眉頭，但是眼睛看著陪他來就診的媽媽，似乎在說：「就是嘛！你們都不知道！」媽媽則回了他一個憐惜的眼神，拍著他的肩說：「我們回去跟爸爸好好說說。」

因為小德家住臺東，來一趟花蓮看診不容易，幾次之後沒來了。過了一段時間，畢業季節時他又出現在我的診間，跟我說「我幫自己掛號，想來和你聊一聊。」仍然有著像第一次就診時的開朗，而且眉頭不皺了。他提到最近剛參加一個大型的網球賽，得了第三名，自己和家人都很開心，更開心的是，這兩、三個月都沒有之前頭暈胸悶的毛病，而且爸爸還利用週末帶球隊的隊員，和幾個小德沒有打網球的死黨朋友一起去野餐。看他說這些話時的神采，我知道或許小德不見得要成為網壇明星，但是他會是一個認真生活的小孩，也應該是個快樂成長的孩子。

這陣子還想起另一個也是剛進入國中階段的青少年——小薇（化名）。她的家境不錯，父母也提供了很好的學習環境，同樣開朗活潑的她，從小留了一頭長髮，常常綁著兩把辮子，是親友眼中的小公主。

進國中之後頭髮稍微剪短了，不過，還是可愛俏麗的美少女和爸媽的寶貝。父母親帶她來看診時，頭上帶了一頂時髦可愛的小圓帽，當媽媽把她的帽子拿下來時，她像是不好意思似地做了個鬼臉，這個清秀的女孩，因為無法克制的拔頭髮衝動，把自己的頭髮拔的坑坑巴巴地東一個洞西一個洞，這樣的行為持續了一年。家人在求診皮膚科效果不彰之後，轉到精神科來。這又是一個藉著身體來說話的小朋友。

有一次小薇單獨和我會談時說：「我不知道爸爸媽媽為什麼要在一起？」因為她常常經歷父母持相反意見，舉例：「如果爸爸說要吃中餐，媽媽就說要吃西餐，我夾在中間，不知道該怎麼辦才好？」父母的關係，對於她，是一種無形的暴力或攻擊。然後這個女兒決定她長大了，要採取行動來改善這個狀況，所以有一次她就直接對著父母說出了自己的感覺，「結果爸爸甩了我一個耳光。」

父母的關係為她的生活罩上一層陰影，她試著改善但是沒有成功，也沒有其他方法反擊了，怎麼辦？於是，她開始拔自己的頭髮，想破壞那一頭從小最寶貝的頭髮，用這種對自己的攻擊、殘害，來進行沈默且沈重的反擊、抗議。

這兩個小朋友的故事有一個共同點，那就是孩子在兒童青少年期開始有自我認同（Self-identity）的發展，以前是父母的小孩、老師的學生，這個時期的他們開始發展各自的特異性，希望以自己的方式來表達、生活。當這個過程受阻時，小德直接出現身體不舒服或心情不好的狀況，而小薇心裡則轉了好多個彎；她一邊拔著自己寶貝的頭髮，一邊感受著拔頭髮的痛，感受著會變得不漂亮的心理掙扎，卻還是決定繼續拔。

面對家中孩子出現「莫名其妙」的症狀或行為時，父母一般的反應，也許不會覺得這是問題，或說不接受這是個問題，甚至會去責備孩子，例如「你這樣一不舒服就放棄永遠不會成功的！」「妳不知道頭髮掉成這樣很醜嗎？」雙親或許會對孩子的狀況有不同的理解，甚至導致爭執，雖然大人會帶著孩子去看醫生，但總是真的沒辦法了，才會到精神科門診來。

對於這樣的小病人，並沒有什麼快速直接的治療，一開始會試著用抗憂鬱藥物，然而藥物不是重點，重點是讓他了解，他的狀況是被理解的，有人願意跟他一起去探索，接受他的困境。所以當遇到孩子出現這種「身體化症狀」時，不需要急著去之而後快，觀察他身心運作背後的意義，理解他們內心的苦，才是真正的對症下藥。

孩子是「獨立的個體」，不是父親或母親發洩情緒的工具或對象。每一個「長大了」的成年人如果能多回顧自己兒童青少年期的感受，就能給現在的孩子多些鼓勵，多點喘息的空間，給他們最需要的尊重。

敍利亞詩人紀伯倫在他的詩集《先知》裡以弓和箭來比喻父母與子女，是我覺得最適切最美好的比喻：

你是弓的話，你的孩子就是弦上射出的飛箭。

射手看準了穹蒼軌道上的目標後，用力彎起你，祂的箭能射得又快又遠。

且讓你的彎曲在射手手上是一樁喜悅。

因為正如射手愛那飛馳的箭，祂也愛那堅穩的弓。

愛別離苦

賴奕菁

人生能遇到真愛，應該是再幸福也不過的，順利結婚且生兒育女，又加上事業有成而經濟無虞，那恐怕就是幸福的極致了。但是，當事人跟我說：「我寧願跟他沒有那麼相愛，那麼投合。現在回想起來，還真是寧可感情不怎樣，現在才不會那麼痛苦。」

這位當事人才四十多歲，新寡。她的先生從發現罹患癌症到過世，上天只給了半年的時間，就硬生生拆散了他們倆。

當初確認罹患癌症後，他們積極求醫，甚至遠赴歐美去尋求最先進最完善的醫療，懷抱著戰勝病魔的夢想，誰知道……

「他走之前一個禮拜，狀況都很好啊！我們還在討論事業未來經營的方向，要逐漸放手讓子女接管公司，等他病好之後要去哪邊遊覽，誰知突然間就急轉直下，我毫無心理準備，就看著他被急救、電擊……宣告……」她掩面哭了起來，「我相信不只是我，應該連他自己都很意外，怎麼就這樣死了！明明所有檢查數據都很好啊！不論斷層掃描還是正子攝影，都說沒有再擴散的跡象，他連吃飯都很不錯，自己還可以下床、散步。所以，我們從來沒有想過要寫遺囑，需要去處理什麼財產，我也根本沒有去問過公司的營運細節。」

她擦一擦眼淚，費力地繼續講道：「其實，那些也不重要，沒有他，我活著也沒有甚麼意思，公司要繼續轉還是倒，我也沒有力氣去管、去想。妳看看我，我以前不是這樣子的，因為根本不想吃飯，我已經掉了十幾公斤的體重了。」

我的眼睛可以作證，在我面前的她，臉頰凹陷，兩腿在褲管裡看起來像竹竿一樣，上衣穿在身上就像掛在稻草人身上一般，寬鬆到可以隨風飄揚。

「我睡不著，躺在床上只想著我們的過往回憶。哭到累極了，含著眼淚昏睡過去，也是做夢連連，做的是好夢，醒來只是更加惆悵；噩夢呢？嚇醒，哭醒，繼續流淚到雙眼腫痛有如數百根針扎，連閉眼都刺痛不已。」

「白天我根本不想動，即使兒女要我起來，我也是呆坐在沙發上懊悔，反省著那時要是我再更謹慎一點，再積極一點，或許他就不會死了。他會死都是我的錯……他那麼愛我相信我，我卻沒有辦法讓他活下來，我自己活著幹什麼！該死的人是我，我寧可自己死，也不要自己一個人活著想他，難過……」

那麼，會想自殺嗎？

「那倒不會，我只希望自己能夠睡著之後，就不會醒過來了。反正我也不想吃，昏過去，餓死掉，也好，如果一口氣上不來，就死了，也不錯。」

傳統上，東方女性處於婚姻中的弱勢地位，且無自己的事業可以滿足自我成就感，常常生命的重心並非丈夫，而是子女，當她們面臨喪偶之際，最後通常可藉由子女來支撐過去。所以，醫師常常能藉由與當事者談論她們的子女，強化與子女的情感連結，轉為繼續生活下去的動力。誰知屢試不爽的這一招，竟然在此踢到鐵板。

「小孩？我不想管他們。我把公司財務弄清楚，好把錢留給他們兩個，我不在乎。因為我先生過世太過突然，很多事情沒有交代，最近跑出一堆人宣稱他還欠他們甚麼款項，欺負我們死無對證，硬在吵鬧要錢；另外，欠我先生錢的人，因為沒留字據，口說無憑，現在也全都賴帳，打死不認。我根本不想管，我只想要他回來，沒有他，其他一切都沒有意義。我從來沒有想過，有一天我必須要當寡婦。上天當時為何要讓我們相遇，才不到二十年，就把他收走？那麼多老夫老妻成天打鬧像仇人般的，卻都活得好好的，我們夫妻感情這麼好，為何反而要拆散？」

佛經裡提到人生的「八苦」，我赫然發現「愛別離」這種苦，活生生呈現在我眼前。老夫老妻像仇人，卻都長命到互相折磨無止盡的，恐怕就是「怨憎會」了吧？

我說：「那應該多讀讀佛經吧！或許會有答案。」

她說：「不管聖經、佛經，大家建議我讀的，我也都讀了，可是，經書看了是一回事，有沒有用又是另外一回事了。我愈讀愈困惑，他對人那麼好，照顧員工到可以幫忙離職員工創業，成為我們的合作夥伴，這種好人為何短命？前世因緣？說實在的，我不相信，根本不對！好人卻短命，我不能接受。」

的確，要看清人世的無常，從何而來，為何而來，是很不容易的，看透、理解、接受，無罣礙的放手，或許，這正是我們為何需要累世輪迴（如果確有輪迴的話），因為就是要藉此反覆體驗人生而修練成此等智慧吧！

可惜，智慧除非平常就有在思考，才能在適當時機當頭棒喝而頓悟，身心科醫師即使多念些形而上的心理治療或精神分析，還是凡人之屬，不會就此變成心靈導師或是神人之屬，期望醫生跟病患多講幾句，就能使人豁然開朗，不藥而癒的話，那醫院恐怕要變成神壇才對。於是我遞完多張面紙，仔細傾聽之後，也只能先開安眠與抗憂鬱藥物，期待她在吃好睡好之後，再度找回自己的生命潛能，長出新的自我以填補那失落的另一半。

數十年的朝夕相處，婚姻讓兩人變成一個生命共同體，喪偶就像把人對切，眼睜睜看著自己死掉了一半，卻無力回天。人被切掉一半，要多久之後才能長好，長回來呢？這因人而異。通常，感情愈好，依賴愈深的，需要的時間愈久，因為長期把心力都放在伴侶身上，對方卻就此消失，失落感很深，需要時間恢復，然後，再轉移生活重心。

家人除了陪伴，就是要給當事人時間。隨每個人的個性、價值觀、際遇不同，最後有些人會將情感轉移到子女、孫子女，最好鼓勵當事人多參加團體活動，找尋心靈依歸，或者投入社團，拓展交際圈等等，儘可能避免讓自己獨自停留在悲慟中。但是，如果哀悼期超過一兩年，可能暗示有其他心理或生理因素，家屬還是須加留意，必要時需要再度就醫評估。

少年夫妻老來「絆」

賴奕菁

「賴醫師，我好苦啊！我的苦也只能來找妳説説，對著他我必須假裝堅強，對小孩我也不敢多説，怕他們擔心。但是，我的內心真的好苦！現在過日子就盼望著每晚睡覺的時候，睡下去甚麼都不知道了；早上醒過來，又得要面對，就實在沒有起床的動力。」

説話的是一位受過良好教育，擔任公務人員退休的銀髮婦女，她的另一半也是高階公務人員退休，脾氣與教養都沒話説，對她從來沒有説過一句重話。目前兩人靠著退休金與終身俸過活，基本生活用度無虞，子女都是專業人士，因為工作在外地的關係，無法承歡膝下，但是對於父母的關心沒有間斷過。説到此，恐怕有人開始質疑，這位太太是不是在無病呻吟啊？客觀條件聽起來這麼好，還有甚麼不滿足，還要喊苦呢？

仔細了解她每天的生活，就能體會苦楚從何而來。

源頭在於她的丈夫退休前，就已經數度小中風，雖然當時已經非常謹慎注意，該看的病與吃的藥一樣也沒少，醫療配合度也可以「奉公守法」來形容，然而，厄運還是不斷，她先生在退休後不久，就接連遭逢兩次大中風。這兩次中風經搶救之後，雖得以保住性命，但使得他連最基本的自我照顧，都變成奢望。

第一次中風導致半側肢體癱瘓，第二次中風還殃及了他的語言與吞嚥中樞，說話變得含糊不清，吞嚥功能不佳之後，不僅吃不了硬質與整塊的食物，還常嗆咳，動不動就引發肺炎發高燒，半夜送急診。原本功能尚存的另一側肢體，在此時也開始變得無力，得要有人攙扶才能起床，床頭必須搖高固定好姿勢，他才能維持坐姿，進食也要有人一匙一匙慢慢餵，一點急不得，還得要一邊幫他擦掉因為嘴巴閉不緊而不時滴落的口水。

餵一餐飯要花一個半小時還不打緊，更累人的是準備餐食要花的功夫，首先要每天出外採買，因為她丈夫是不吃隔夜飯菜的，食材不新鮮的話，寧可不吃也不會將就，但是又喜歡吃肉，尤其喜歡燉得軟爛的五花肉，都中風多次了，豈能再吃肥肉卡血管？因為覺得瘦肉又硬又乾，他絕對拒吃。

想要選魚吃，也沒那麼簡單，因為中風導致吞嚥不佳，舌頭也變得不靈敏，有刺的魚都很危險。依此原則，只能選大型的深海魚類，然而，不論是鱈魚、鮭魚，任何這種切片魚塊既不新鮮（冷凍後長途海運進口），價格也相對高貴，對於僅靠老本過活的老夫妻而言，算盤一打就常買不下手了。

蔬菜更是苦惱，她丈夫年輕時就不愛吃菜，尤其討厭久煮燉爛的發黃蔬菜，所以，把菜炒熟之後，她還得用果汁機打成菜泥，才能維持翠綠又不須用力咀嚼。早餐可以用牛奶與高蛋白沖泡飲品打發，但是每天的中餐與午餐，都是讓人提著菜籃在市場想破頭，回家後得泡在廚房奮戰的麻煩差事，經年累月，沒有喘息之日。

除了飲食之外，中風病患的其他照顧也都很重要，可是，這對一個將近八十歲的長者來講，的確是一大挑戰。尤其是老妻照顧老夫，以相對嬌小的體格要去搬動、抱起、翻轉病患，使不上勁又傷了自己長年疼痛的背脊時，真是叫天天不應，欲哭無淚。

因為每天幾乎無時無刻要照顧病重的丈夫，她無法去參加任何的朋友聚會，除了打電話聊天，可能一天下來說不到幾句話。然而，姊妹淘的丈夫多半身體還算強健，正享受著退休後的悠閒生活，根本無法體會她的痛苦，使她到後來連電話也懶得打了。情緒壓抑久了，有時她會忍不住兇丈夫幾句，事後卻又很愧疚。

「他要是年輕時對我不好，我還很有理由兇他，可是，他實在是個沒話說的好丈夫，讓大家都羨慕我嫁得好。可是，現在我內心苦悶啊！無處發洩，常常只能躺在床上，動也不想動，不想起來，什麼都不想做。」

照顧重病老伴的身心之苦像吳剛伐桂，薛西弗斯推石頭上山，屬於日復一日的「苦刑」，不僅重複還每況愈下，患者病況難以好轉，自己也逐漸老邁，愈來愈使不上力。患者被拘禁在病體之中，沒有笑顏；照顧者被拘禁在家裡或醫院，斷絕人際網路，欠缺情緒支持。於是乎，一個病患造就另一個憂鬱症患者的案例，屢見不鮮。

臺灣社會因為現代工業化的影響，人們鮮少能守著家中的薄田務農維生，為了生計，得隨著工作地點居住，逐漸瓦解了家庭結構。往往子女栽培得愈優秀的，成家之後離得愈遠，愈有成就愈忙碌，鮮少有時間回家探望父母親，更別說照顧，出國留學的，有許多人往往長期滯留海外，工作成家定居，回家之路就更遙遠了。兩老守著老家相依為命的「銀髮小家庭」愈來愈多，老人照顧老人逐漸變成常態，有點積蓄的可以請外籍看護，沒有錢的該怎麼辦呢？

這樣的故事在高齡化的臺灣勢必愈來愈多。真的無解嗎？其實，是有的。

當事人千萬不要有「寧可自己苦，不願子女煩惱一絲一毫」的想法，這是一條需要長期抗戰的路，最好能和子女溝通討論，找出最好的方法，否則久而久之，子女會誤以為事情不嚴重，或者他們不需要承擔，結果就是惡性循環，日子愈來愈悲慘。若能大家輪流照顧，或者請看護協助，才能讓自己的生活有品質，相對的，照顧的品質也才能提升。

第四章　以病為師的溫暖

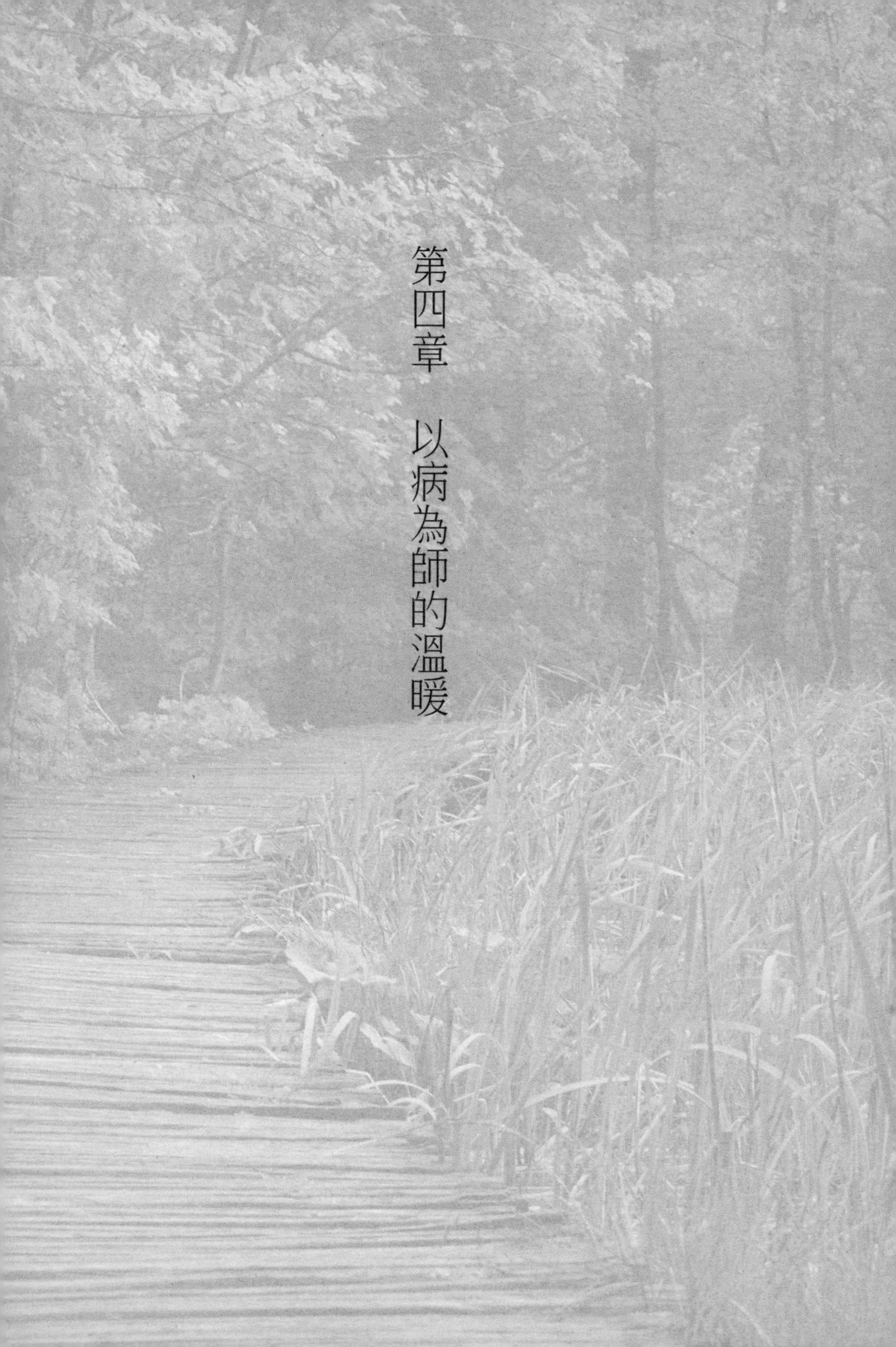

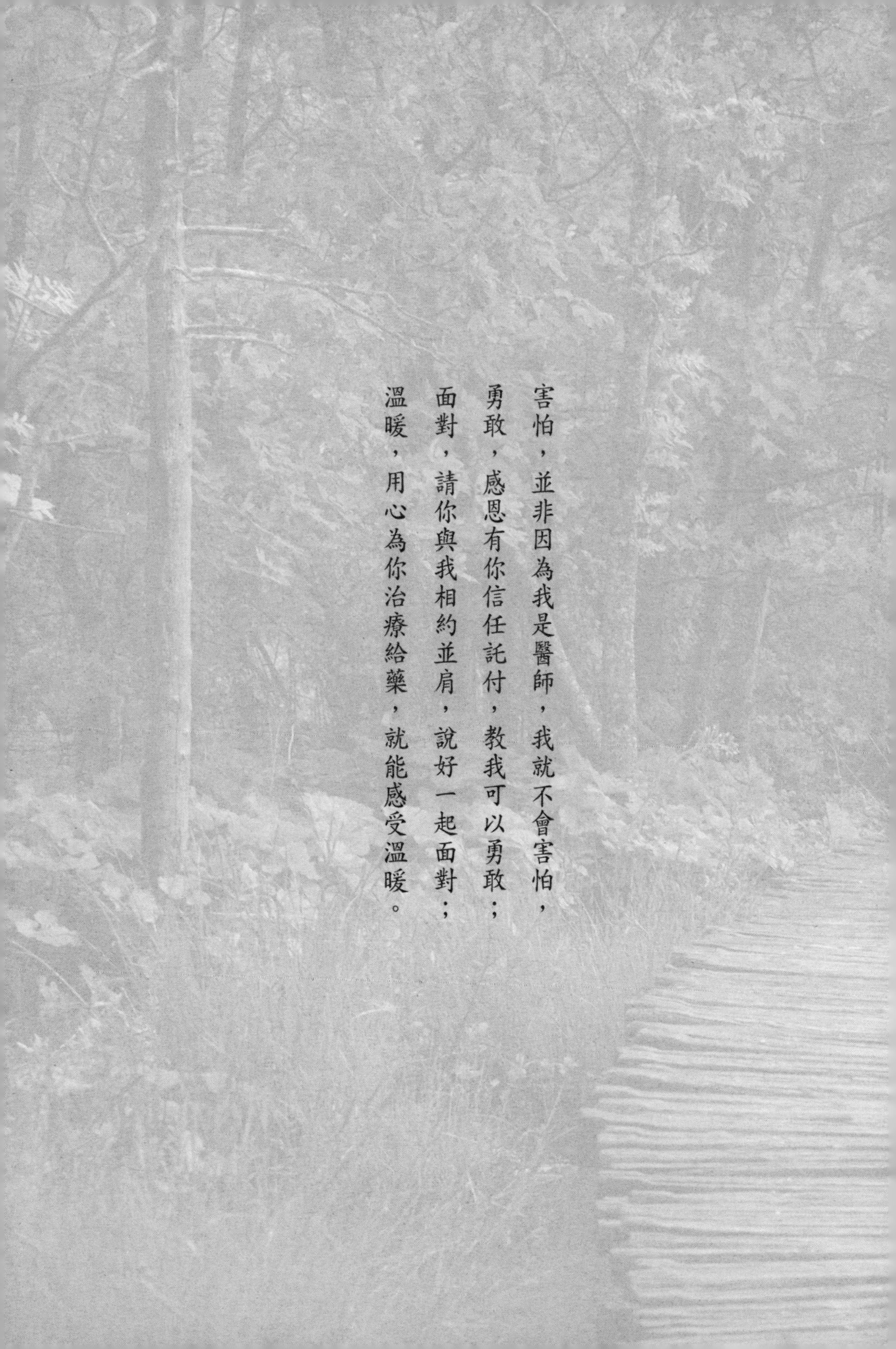

害怕，並非因為我是醫師，我就不會害怕，

勇敢，感恩有你信任託付，教我可以勇敢；

面對，請你與我相約並肩，說好一起面對；

溫暖，用心為你治療給藥，就能感受溫暖。

鳳梨酥的滋味——肯納園

林喬祥

二〇〇七年尾，我吃到了一塊特別好吃的鳳梨酥。那是正嘗試在花蓮壽豐建立家園的肯納症大孩子們練習做的，別人吃起來覺得怎樣我不知道，我吃在嘴裡不只嘴裡甜，心裡也甜。

有一次，四個住在肯納園裡的肯納兒由一位媽媽陪著特地來到醫院診間，送給我一盒鳳梨酥，和一張跨年晚會的邀請卡。

跟這些孩子的相識，早在我大學二年級的時候。

小時候看醫生時，我遇到一位很棒的「張醫生」，自此對於小孩子的各種情形特別感興趣，進醫學系後就自然地主動接觸跟兒童有關的活動，所以大二時就在學長的介紹下去參與臺大兒童心理衛生中心的活動。那時候，中心每逢暑假都會舉辦為期五天的「聽濤營」，用意是透過大學生志願投入一對一地帶這些小孩，一方面讓肯納兒家長有個放鬆的機會，一方面也讓志願服務的同學們，瞭解被稱為自閉症這種疾病所困擾的肯納兒和他們的家人。

連續幾年暑假我都參與了「聽濤營」的活動。老實説，對於一個二十歲左右的醫學生，要陪伴一個不知如何適切表達情緒、有重複及局限性行為模式的孩子，真的是很大的挑戰；最糟的是花很久時間還是搞不懂他怎麼了、想要什麼。記得大四那一年，我們班上一共有六、七個同學參加，結果有些同學還真的帶到自己哭了出來。雖然覺得很辛苦，但也更能體會和理解這些家長要陪伴養育這些孩子的時間，是五天的幾千百倍，會需要多大的心力了。

時間之輪真是轉得很快，轉眼已經快二十年過去了。當中我完成了醫學系的學業、精神科專科醫師的訓練、修習博士學位、來到花蓮慈院服務。而當初我曾陪伴過的才三、四歲的孩子們，都已經二十多歲了。很巧地，其中四個孩子的父母親也來到花蓮，嘗試在壽豐鄉豐田社區建造「肯納園」，希望能摸索出一個成年肯納症者理想的持續學習及生活的園地，於是，我們又相遇了。

在二〇〇七年跨年晚會，肯納園邀請了許多肯納症的大孩子與家長、正接受治療的小小孩及父母，以及志工青年們一起到花蓮來參加。晚會的表演節目裡，看到這些已經長成青年的孩子們天才式的表演，不管是唱歌、彈鋼琴、變裝、連串砲式的自我介紹，雖然不一定非常的專業、不一定悅耳動聽，但在表演完畢下臺一鞠躬之後，大家都會互相給予熱烈的掌聲。

這也許就是肯納園成立的目的吧，家長們希望給孩子一個安全、容易被了解的環境，讓他們能夠用一種特別的方式過生活，有一天即使父母已經年邁、不在身邊，他們也可以平安地長大及至中年，甚至老年。

當然，這個模式還在摸索、調整中，畢竟，肯納症的診斷及處遇模式的發展在臺灣不過是近一、二十年來的事；如果能夠協助以生活功能、行為復健的治療訓練，或許能發展更好的社會適應。

看著來參加的大學青年志工們專注且充滿愛心地陪伴、帶領肯納青年及兒童們參與活動，彷彿看見了二十年前的自己，一路走來我心裡知道這不會是一條容易的路，不過如果一直有人相繼而來，路一定會更明確而平坦。

那天晚會前，家長們與我討論肯納園的孩子生病時的就醫問題。

有一次，某個孩子因為顯得異常躁動送來慈濟醫院急診，經過診療後發現是盲腸炎，所以就安排住院開刀。我說的這個「孩子」，在醫護人員眼裡，是一個看起來高大斯文的年輕人，但他在病房裡卻顯得躁動不安，甚至無法配合。孩子的家長與我聯絡，我趕緊到病房和主治醫師、護理同仁溝通，讓他們了解這個病人在表達及溝通上的特殊性，讓他們知道他並非不願意配合，也討論了一些開刀後的照顧，以及良好的溝通方式。

因為這段經驗，我與家長們討論慈濟醫院對於肯納園孩子的就醫，可以做什麼樣的照護與支援協助。由於慈濟醫院有完善的醫療設施，二十四小時高水準的急診醫療照護，處理各種緊急的醫療狀況是不會有問題的，所以我請家長們不用擔心，只要有孩子來院就醫時，可以主動聯繫或是請病房照會，讓大家都能充分瞭解肯納兒的行為及溝通特性，一定可以讓孩子在必要的時候得到最好的醫療品質。

看著家長們安心的眼神，我自己也覺得心安。回想著第一次和肯納兒接觸時的年輕的自己，回味著還留在腦海裡的鳳梨酥香味，一段二十多年前在臺北開始的緣，就這樣隨著我們各自的生命軌跡又相聚再續……

何謂肯納症？

肯納症（Kanner's Syndrome）就是一般俗稱「自閉症」的正名。一九四三年，美國的肯納（Leo Kanner）醫師發現了自閉症（Autism）這個族群，故又稱肯納症，然而這個名詞也讓他們帶來不少困擾；以為他們可以自行「打開心扉、走出封閉」。其實在醫學上，自閉症是起因於不明原因的腦傷所導致的「廣泛性發展障礙」，造成在認知、語言、知覺等方面產生學習的困難，尤其是在學習人際溝通技巧上更是如此，臺灣在最近開始改用肯納症來稱呼自閉症。

引用自：財團法人肯納自閉症基金會 http://www.kanner.org.tw/

打開SARS記憶封印

林喬祥

好快，二〇〇三年的SARS風暴距今又是多少年過去了。

那年五月初進到國軍松山醫院第九病房那一段時間的工作筆記、手札、隨筆，從那時帶到花蓮之後，就一直被我擺在書櫃裡的角落裡，大概像是對一個曾經驚恐的經驗，無法抹滅遺忘卻又寧可盡量不去碰觸的心情吧！二〇〇八年整理書房時，裝著這些資料的袋子，靜靜地出現在眼前，像是輕聲地提醒我：「五年了，是時候了！」翻閱著當時留下來的隻字片語，那段日子前後的種種場景，又鮮活地在回到腦海裡。

二〇〇三年三月初，服了三年半的役期後我從國軍松山醫院退伍，離預計到花蓮慈濟醫院服務的六月還有一段時間，那時原本就預定好要利用這個轉換人生軌道的機會，與太太出國一趟，打算先去法國，繞到英國，然後或許飛到美國，再回臺灣。那一陣子因為心裡有著先到歐洲、美國旅行，然後搬家到花蓮工作生活等等計畫，感覺特別輕鬆，似乎接下來的一切都會像是計畫過的一般美好、順利。對於正在身邊醞釀著的SARS風暴竟也樂觀地不覺得有太大異樣。

我在三月三十一日，政府公布居家隔離措施後的第三天出國，其實當時應該算是SARS發生在臺灣的第一波，只是狀況尚不明朗，我心想，應該出國一個月回來，這個風波就結束了吧。

法國之行跟原本預期的一樣愉快，出國進入第四週時，我在英國接到臺大精神科的老師宋維村醫師的電子郵件，郵件的內容大抵是告訴我，送出去的論文已經被國際期刊接受了，恭喜大家。只是他有些沮喪，因為他正在「居家隔離」。宋醫師被隔離的主因是他那陣子曾到過和平醫院的護理之家，依居家隔離措施必須進行居家隔離。那時人在國外的我並不了解事態的嚴重性，記得我還回信給老師說，雖然他很沮喪，但是我的假期讓我覺得很開心。

一直到我們在英國愛丁堡一家民宿中，看到英國BBC新聞臺播報臺灣的和平醫院隔離同仁在SARS衝擊中發生跳樓事件，我才開始瞭解到臺灣正在經歷的恐慌。當時雖然不知道事情會怎樣，該做些什麼事，卻也無心繼續接下去的行程了。與太太討論過後決定提早結束旅程不去美國，就從英國直接回臺灣。

離出國整整一個月，我四月三十日回到臺灣。回來後才知道松山醫院已被指定為「SARS專責醫院」，先空出了第九病房開始收治原本在和平醫院接受治療的十八名SARS病患，臺北市的疑似案例也將儘量轉送此處。當時的醫療團隊是由國內六大醫學中心相關科別的醫護人員組成，由榮民總醫院李建賢主任指揮。

從新聞當中我知道一位原本在松山醫院，後來轉任三總社區醫學部主任的同事羅慶輝醫師，也參加了當時的醫療團隊，於是就試著跟他聯絡，看看是不是可以知道情形如何，有沒有什麼是可以做的事。電話中羅醫師急切地說「裡面很需要精神科的人」，但是狀況是怎樣卻也沒法說得清楚。

我那時想，雖然主要的問題是呼吸系統的傳染性疾病，但是住進第九病房的病人不是極可能被感染而得面對死亡的威脅、就是因為有這樣的可能性而被強制且突然地隔離的人，極可能都不清楚到底狀況如何，或是知道狀況但不知道接下來會怎樣，一定都是非常慌亂不安，需要精神科的人員來協助穩定情緒的需要性應該是無庸置疑的。但是怎麼做？誰來做呢？

我心想：我才剛在松山醫院待了三年半，經常去第九病房會診，環境我很熟悉，而且精神科人員本來就不是很充分，有誰像我這樣能有這麼多彈性的時間呢？那段期間我與宋醫師一直保持寫信聯繫，所以我回信給宋醫師告訴他：「我決定進去松山醫院」。

宋維村醫師是對我走入精神醫學的領域有深遠影響的一位師長，不僅開啟了我對精神醫學的興趣，還同時是我專科醫師考試的巡迴主考官及博士學位的口試委員。他回給我的信上寫著：「我知道你會做此決定。」我知道我有老師給予的全心支持。

恰巧當時松山醫院SARS專責病房的指揮官榮總感染科李建賢主任是宋醫師的大學同學，在宋醫師與他聯繫後，我在五月四日進入了松山醫院第九病房。當時很重要的一點是李主任和來自各醫院的團隊成員沒有人對於團隊來了一個精神科醫師覺得奇怪，也沒人覺得來的人就只做什麼事，而是在各自的專業上如何協調讓團隊發揮功能，協助病人在那個面對可能的死亡威脅卻還不知道事情是怎麼發生的情形下，能夠安心穩定，接受必要的處理。

我在第九病房裡主要的工作是在瞭解病房的運作模式及狀況後，建立起心理健康工作的進行方式，例如：如何在不耗用防護資源的情形下對病房內被隔離著的病人的心理或情緒狀況進行處理，如何彙整病房外的協助力量（像由政大的許文耀教授帶領著一群諮商輔導科系的同學很快地也來到醫院）來進一步協助心理健康處理團隊的運作。

說起來好像是把一個模式釐清了就可以建立下一個模式，實際上當時處理各種狀況的方式隨時都在依最新情勢而改變，想起來如果不是彼此打氣支援，大概很難進行下去。

在入駐松山醫院七天之後，心理健康的工作模式大概摸索出來，後續的團隊成員也有所安排後，我依原訂計畫回到淡水家中，進行十天的自我居家隔離，並利用接下來的十天整理家當，五月底舉家搬遷到花蓮，六月二日到花蓮慈濟醫院報到上班了。

來到慈濟醫院之後才知道慈濟當時早已在各個相關醫院外設立了服務站，雖然院內外訊息傳遞尚未有效建立，許多志工仍嘗試扮演「橋梁」角色，將「安心條」送入醫院內，讓需要的人依序填入「需求事項」、「地址」、「電話」與「聯絡人」等，扮演「愛心郵差」，展開「使命必達」的快遞任務。

如果我更早一些瞭解慈濟志工作業的模式，一定可以把事情做得更好，也會感覺有更多的後盾。

經過了五月中旬到六月中旬最迫切緊急的危機之後，SARS的風暴漸漸在眾多人的努力下平息了，我也一步步在花蓮慈院開始新一階段的工作及生活。五年來因為自從SARS的緣故，臺灣醫界開始進一步加強院內感染控制的規範，並規劃進行醫學生畢業後第一年（PGY1）訓練，所有人心中想的應該是：如果再來一次，我們會不會做得更好？

現在回頭來想那一段時間的種種，自己也有點訝異好像說得上來的也就是一天接著一天，一件事接著一件事的印象。倒也沒有什麼太多自己這些年來覺得不容易去碰觸的心情或感受。因為一切都過去了嗎？或許吧！當一些事情的印象或感受漸漸淡去的時候，我還依稀記得當我跟宋醫師說我要進去松山醫院的時候，我心中想的是，疫情總會過去的，有些事如果現在不做，心情也許就永遠過不去了！用這幾年來在慈院所理解的，應該就是上人經常提醒我們的：把握當下，做就對了！

以下附上一篇我於二〇〇三年的護士節，從松山醫院回家居家隔離中寫下的短文，當時是希望跟同在驚慌中的大家分享心情，也告訴所有還在最前線的護醫同仁「我以能作為您們的工作夥伴為榮，保重，加油！」

不要讓這些犧牲白費了

昨天是母親節，但是有許多的母親沒法和家人相聚，今天是護士節，但是有許多的護理同仁沒有過節；因為現在我們正在和SARS病毒這個以前沒人遇過的凶狠敵人進行一場激戰。而許多的母親或她們親愛的家人，以及護醫同仁都在戰場的最前線……

我們對戰爭這回事並不陌生，近百年來就有戰爭，雙方都看得見彼此的兩次世界大戰，到剛結束的美伊戰爭，或者是人類和病毒這個看不見的對手的戰爭，例如：一九一八年的流行性感冒病毒、韓戰之後的漢他病毒、一九八〇年代起的登革熱病毒、近十幾年來的愛滋病毒……

不同的是，這次與SARS病毒之間的戰爭，就發生在我們的身邊，而且如此兇猛而突然，每一個人都成了可能被病毒攻擊的目標，因而也無可避免地捲入戰事之中。

戰事中有人喪命有人受傷，有人被突然地隔離，也有人行動自由或生計受影響；而這些都發生在短短的時間內，發生在許多人都還處於面對衝擊時的震驚否認氣憤之中。

恍若置身事外或不得不面對時的震驚否認氣憤，無助於盡快讓這場戰爭止息，每一個人儘可能冷靜地想想，在怎樣的戰鬥位置上、做什麼

事最能發揮自己的功能，

然後開始行動，才能讓自己的情緒逐漸穩定，讓戰事盡快平息。

主政者、研究者、醫療者、媒體……每一種專業者，從選擇自己的專業時給自己或大眾的承諾出發，思考判斷為所當為，請一般民眾信賴專業，必要時配合一些不同於平常的措施，學習一種不受時空限制的相互陪伴，而每一個人都照顧好自己。

在這場面對SARS病毒這個首次出現的敵人的戰爭中，到現在，有人犧牲了生命，有人犧牲了自由，但現在不是究責遷怪的時候；需要的是彼此理解提醒激勵，盡快走出震驚否認氣憤，不要讓前面這些人的犧牲白費了！

借用一直在最前線奮戰的顏慕庸醫師的短詩，括弧內寫下我的想法與大家分享：

When this is all over（It won't be long if we aware enough）

當這一切結束（如果我們清楚覺知，時間不會等太久）

And we are still alive（I believe the most of us will）

而我們仍然存活（我相信大部分的我們可以）

Then we can take off the masks（all kinds）

屆時我們可以卸下口罩面具（身上心理各種的面具）

And get to know（ourselves and）each other better.

然後更了解彼此（和我們自己）

找回重心的九歲男孩

林喬祥

我原本就期許自己做一個哪裡有苦難就往哪裡去的菩薩，二〇〇八年四川震災，慈濟賑災義診醫療團特別詢問並邀請精神科醫師加入，全方位照顧災民的身心靈，我很榮幸又有機會親身接觸苦難，深入災區。

六月二日我到了綿竹市遵道鎮的棚花村，開始了一個新設點的關懷。醫療站架設好之後，第一位病人是名九歲的小男孩，他因鼻子擦傷造成感染，由外婆陪同來看診。小男孩不太說話，樣子和其他圍繞著醫療站好奇幫忙著的小朋友不太一樣，他有點靦腆、又帶點憂傷。我邊擦藥邊與他們談話，得知男孩的父親在礦區罹難，已眼盲十餘年的母親災後帶著他回娘家住。

小男孩的母親非常憂傷，災後就未曾出過家門，一來也許因為驟然喪夫，使她失去與人群接觸的動力；再者地震已經徹底改變了整個村子的地貌，讓她即便是處在從小熟悉的村莊，也不再能憑記憶自由行走。

看著眼前的小男孩，想及自己也正是九歲那一年，那個深夜裡急促的電鈴聲，突然傳來噩耗告知父親車禍往生，一夜之間失去了父親，內心的驚惶創痛難以言喻！我想，這男孩此刻也應正陷入這樣的愁苦，而且他還同時失去一個安穩溫暖的家，我不禁為他心疼，也許這分心疼也還夾雜著自己幼時失怙的苦楚！於是，我開口邀他明天再到醫療站來換藥，同時來幫忙翻譯鄉親的四川話，希望能和他多親近。第二天，他果然來了，而且天天報到，接下來的幾天裡，他漸漸變得開朗，也更顯出單純真摯的個性。

小男孩的母親在志工用心陪伴下，也逐漸走出來與人互動。這位媽媽告訴我，學校有通知，可能安排兒子移地寄讀，以免耽誤學習，但是她擔心兒子從小到大未曾離開過家、離開過母親，若一瞬間親人都不在身邊，他恐怕不習慣，她自己也很捨不得。

幾天後，我利用醫療站工作的空檔到他們目前暫居的帳棚關懷，男孩的母親說學校通知會安排到山東去，媽媽說：「如果對他學習重要，也得捨得，但其實他最想去臺灣讀書！」男孩在旁邊靦腆笑著點頭，似乎媽媽道出了他的心聲。想來是我們連日來的付出與關懷，讓他們感受到溫暖，才會有到臺灣讀書的想法。

身為一名精神科醫師，我特別注意災民的心理健康。我發現災區許多大人、小孩，都相當認命、樂觀且精神振奮，樂於一起擔任志工來協助鄉親，災民們能夠表現得樂觀，總比持續悲傷好，但重大災難所可能造成的陰影，並不一定會這麼快就消失。

有時，人們遇到重創反而會表現出堅強，但很可能其心理真正的感受，跟外在行為有很大的落差，外表的種種反應，會遮掩了內心的脆弱。因災難剛過去時，他還活著，就感覺比起其他罹難者還要好；這時可能會進入一個利他、英雄時期，會想去幫助別人，如此生活就有重心和方向，也能找到存在的價值。

但當一段時間後，更複雜現實的問題還是會逐漸浮現，如上班和上學不順，家中原有的東西沒了，甚至家人關係發生大變化等，這都要一一去克服，也需更長的時間去調適，可能兩、三個月、六個月，甚至一、兩年都有可能。內心的創傷，不像身體的傷口好得快；災民的心理症狀，可能在一段時間後才會陸續出現。

為了能多瞭解相關的狀況，也讓一些來到醫療站的國、高中階段的青少年志工，進一步完整關照自己的身心狀況，幫忙關懷沒有或沒能來到醫療站的其他青少年，我在師兄、姊的協助下製作了一份「地震後青少年身心狀況評估表」，除了來醫療站的青少年志工外，還多關心了另外一百五十多位兒童青少年。

其中，有一位總會出現在廣場上，帶著笑容，很活潑地幫忙各種事情的十歲小志工，他居然勾選了「我想從世上消失不見」的選項，這更提醒我們去注意及關心外在和內在的落差。

經深入探問，其實他過得很不快樂，父母離異，震後的混亂讓他更得不到關心，總覺得朋友排擠他，現在他每天走三十分鐘的路程來廣場上幫忙，跟每位志工師姑、師伯活潑相處，因為他覺得大家很溫暖。每一梯次慈濟志工的交班，孩子們總是不捨哭泣，可以想見，我們這梯次要離開時，這孩子也會哭得最厲害！所幸，慈濟團隊的做法很有持續性，每一梯隊離去前，下一梯隊都會早到一天做交接，讓災民不安的感覺減到最少。

我們這一團即將離開時，有位失去了八歲女兒的媽媽和另一位失去了年邁母親的女兒一起來送行。這位失去了女兒的媽媽之前跟我提到，功課很好、地震當天還領了獎的女兒，地震前一日還天真地跟母親撒嬌：「媽媽，沒有你，我沒辦法活下去！」沒想到，最後竟是孩子先離開，對她來說真是難以承受的錐心之痛。臨走前，我將自己手上的念珠送給了這位媽媽，希望藉由證嚴上人的祝福，讓她盡快走出悲傷；也希望受傷的人能夠彼此扶持、相互關懷。

慈濟志工用心去擁抱災民，給與愛的膚慰；這分不斷接力傳承的愛，持續陪伴了災民，慢慢修復他們的創傷，讓他們再生出力量重建家園。離別前，村民們一再邀請我們，務必再回去看看他們！我也非常期待有一天，能再回去看看這群善良又有勇氣的人民，見證他們重建好家園時，臉上開懷的笑容。

我們去遊北海耶！

林喬祥

我想說說一對男女病友的故事。但是為了保護當事人，除了採用化名，也把場景做了一些轉換。

秀玉的症狀並不輕，是一名生病十幾年的精神分裂症患者，已經在其他精神科病房反覆住院許多次，主要的症狀就是會產生思考紊亂、幻聽幻覺，病情時好時壞不太穩定。記得她第一次來到我的診間，告訴我她懷孕了，但是檢查結果出來並沒有，不過她還是堅信有，根據她過去的病史和我自己的臨床經驗，我知道又是她的妄想作祟，後來她情緒越來越不穩定，思考也更加紊亂，也就再次幫她安排了住院治療。

經過一段時間在急性病房的治療後，秀玉的症狀逐漸穩定，但是因為長期生病，病情已慢性化，各種生活功能都減退，因為家人沒有帶她回家的打算，我們協助安排她轉住有慢性病房的精神療養醫院。

故事裡的男主角，在這裡暫且稱呼他阿正。阿正跟秀玉相遇的場合是在醫院，他們住院當中認識了對方。阿正那次住院的原因是躁鬱症的發作。

出院後，阿正定期回來複診。有一次回診時，我與阿正聊起近來的生活，他說：「上個禮拜我剛去看過秀玉。」

阿正這時病情很穩定了，也可以恢復正常工作，聽他說起去當大樓管理員、清潔工，任勞任怨的努力工作，能賺錢養活自己，我也替他高興。而且他的病識感很好，什麼是病況，該吃什麼藥，他都清楚而且會按時服藥，安排自己生活的能力上沒有問題。

從後來幾次阿正回診的對談中，我知道他每隔兩三個星期會坐一個多小時的車去探望秀玉，如果院方許可的話就帶她外出走走、散散步。

這樣的互動，或許在一般人眼中看起來，再平常不過；但是，相較於秀玉的家人早已不去探望，這時有一個人能和她相互關心，讓她的情感有所依附，這樣的關係對他們彼此其實是很重要的。

記得剛過完農曆年不久，阿正才走進診間就打開話匣子說起他的春節假期。

「我們去遊北海耶！」

原來，阿正開著他的電動三輪車，載著秀玉一路從市區開到北海海邊去。

阿正說：「我就買了些油備用啊，一路上都塞車哦，但是我們開著電動車，都沒塞到。」

從阿正的語氣，實在難掩他的開心喜悅，感覺得出他們兩人都很享受這一趟「長程旅行」。如果你坐過電動三輪車就會知道，其實不是那麼舒服的，而一趟一般人簡單就能完成、到達的旅程，是這一對朋友好難得才能享有的安排，終生難忘。

看到病友狀況良好，滿足於能好好安排自己的生活，我也感到開心與滿足。在最後一次秀玉住院而且轉到慢性病房之前的好一段時間裡，阿正和秀玉彼此照顧，如果其中一個人的狀況不穩定，另一個會協助就醫，兩位病友之間發展出相互扶持的關係。臨床經驗裡，有些精神分裂症患者會逐漸惡化，但是阿正沒有放棄秀玉，我聽到他說：「等她病情比較好，要接回來住。」

當一個家庭裡有人罹患精神疾病，生病久了，照顧的家屬生理心理也備受折磨，難免出現倦怠，精疲力竭之後的無力感，甚至於想要或真的放棄照顧，是我所可以理解的。而阿正與秀玉的故事，讓我對精神病友久病之後的支持系統有一些不同角度的思考。

這些年來，精神病友的醫療照顧有明顯的進步跟改善。相對而言，他們在人際關係上，特別是與異性的交往，甚至是婚姻、愛情，得到的關注和協助就明顯少了許多。

就拿住院病人的狀況來說，從以前到現在，如果發現某病友對其他異性病友示好時，醫護人員經常會感到不安，一般大概都會採取防衛角度來處理，在交班報告時特別提出來。這些不安或防衛的措施，主要是因為擔心這樣的互動會對患者的情緒造成影響，尤其是當患者現實感比較不好時不知道如何保護自己，所以總是對兩性病友的交往採取制止提醒的動作。類似的擔心和處理在很多時候有其必要性，但是怎麼做才最適當，則是值得深思的問題。

在我們的專業訓練裡，並沒有充分的病友兩性關係的課程，這一對男女病友之間後來發展出來的這種「好的關係」，給了我一個機會去省思，到底應該如何看待病友對於親密感的需求。

一個人對於親密感的需求會因為生病而消失嗎？對親密感的需求會因為對它的忽略或禁止而消失嗎？當一個人嘗試去滿足親密感的需求

時，是不是會容易昏了頭，以致言行不能恰如其分？適當地滿足親密感的需求是不是一個需要學習的過程？

儘管經常地反覆思索，對這些跟其他更多相關的問題，我也還沒有正確的答案。不過，我倒是也經常想到，不管是一個健康或患病的人，或者這個人得的是精神疾病或其他疾病，這些問題是不是就會不存在？或者他們的答案是不是就會不一樣？

問題或許不容易有個確切的答案，但是從一個人真摯的神情中去分享他們親密關係的幸福，倒是一種如水晶般清澈且令人不忍忽略的感受。答案，如果有的話，或許會在更多的瞭解、面對、尊重裡慢慢浮現、漸次清澄吧！

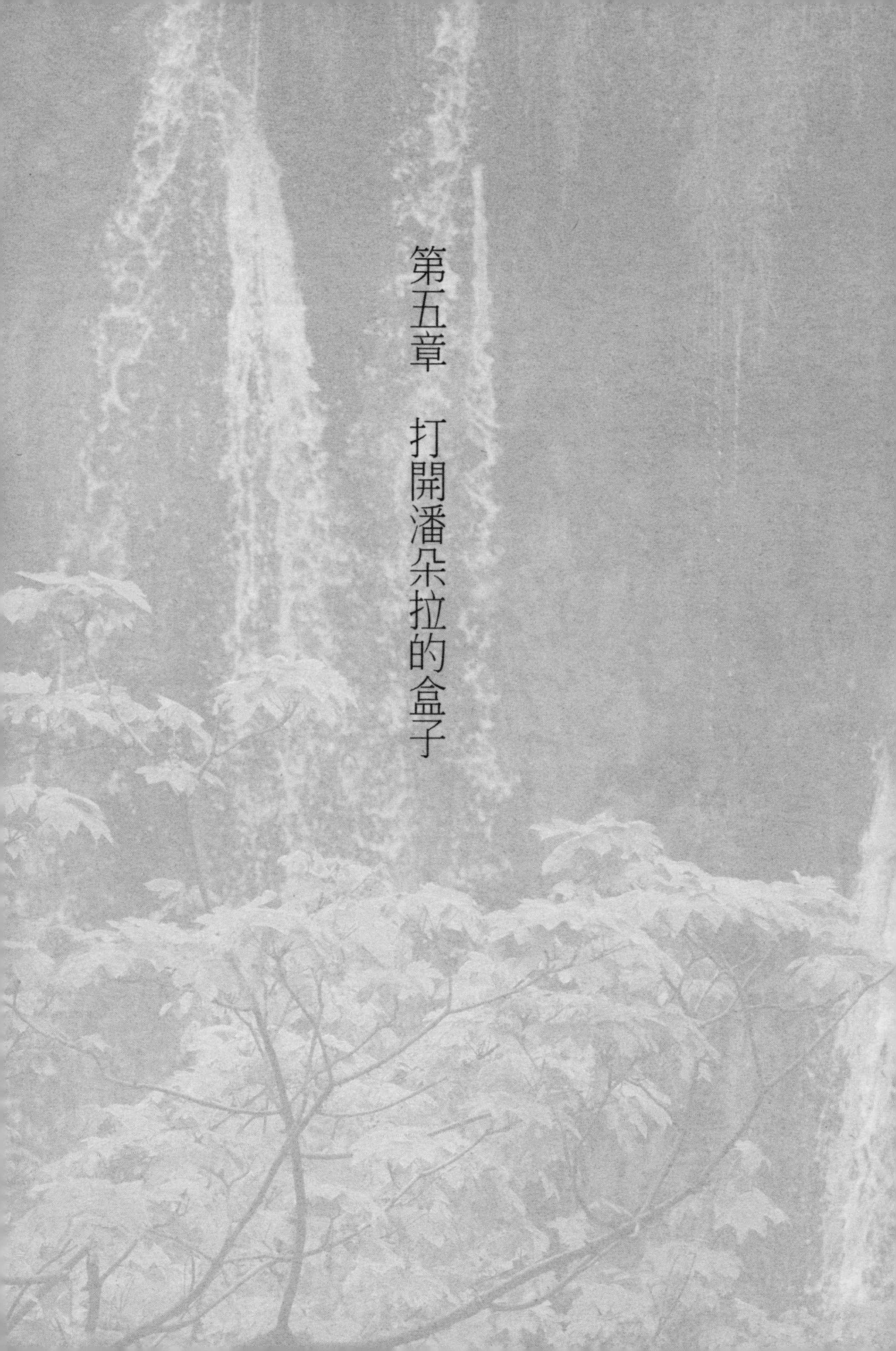

第五章　打開潘朵拉的盒子

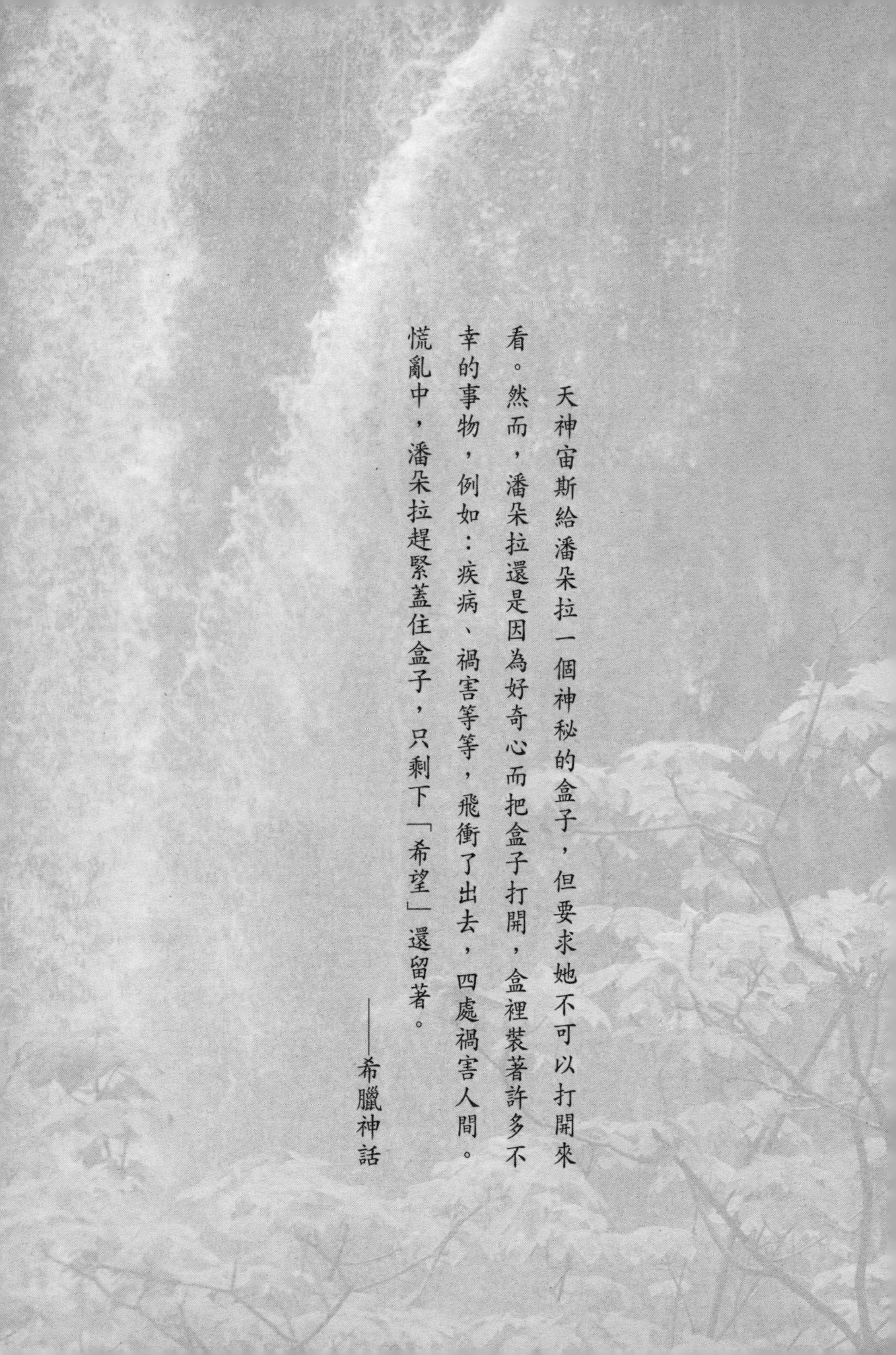

天神宙斯給潘朵拉一個神秘的盒子，但要求她不可以打開來看。然而，潘朵拉還是因為好奇心而把盒子打開，盒裡裝著許多不幸的事物，例如：疾病、禍害等等，飛衝了出去，四處禍害人間。慌亂中，潘朵拉趕緊蓋住盒子，只剩下「希望」還留著。

——希臘神話

盒底藏希望

賴奕菁

苦難是人生難以避免的一部分，即使是度過了，往往會留下傷痛的記憶。有時記憶過於傷痛，讓人難以過活，人們常會以「心理壓抑」的方式將傷痛打包、裝盒，鎖在潛意識的儲藏間裡面。於是，苦難的倖存者看來一切無恙，得以平靜的生活，若無其事地繼續生命的旅程。有時，連自己都忘記了那個「潘朵拉的盒子」的存在。

直到有一天，盒蓋鏽蝕了，或是某個線索無意間扭開了心鎖……

從小看著母親崇拜著父親，相信丈夫只是懷才不遇，容忍他的任性，而自己努力支持家庭經濟，卻因此忽視給予子女關愛，以為只要給吃給住，有得念書就夠好了。偏偏，這家裡有個心眼剔透的兒子，從小冷眼看著父親的任性與母親的縱容，他渴望母親關愛的眼神，希望自己能有所成就，取代這不成材的父親，給予母親寬慰。

然而，從青春期開始，不管他再怎樣表現，父母親依然如故，完全沒有改變這樣的相處模式；父親心中永遠只有自己，而母親永遠看不到兒子的內心。在絕望之餘，他決定不必再活下去了，這些年來都想著怎麼結束生命。他的內心盒子裡裝著一個黑洞，那是從小未曾被滿足過的渴求，渴望肯定、讚許、接納……因為屢求不得的悲憤，將他的求生意志燃燒殆盡。

聽著他的故事，我想到佛經中的人生「八苦」：生、老、病、死、愛別離、怨憎會、求不得、五蘊熾盛。苦啊，他承受著此生可能永求不得的哀苦。以精神科的說法來講，或許他的苦，來自於他的妄念（錯誤但執著的想法），以為可以求得不存在的事物。例如：我努力，就會獲得母親關愛的眼神；得不到，人生就沒有再活下去的意義。

其實，如果接受母親就是沒有這樣的「心」，自己渴求的根本不存在，放棄求取不存在的，啃食內心的黑洞可能就煙消雲散了。一昧執著，就像期望變心的情人回頭，人死復生般，自苦苦人。

另一個案的內心盒子裡裝著某次風災土石流的傷痛。

她平時看似正常，但是這幾天的驟雨下得昏天暗地，雨聲、潮濕的氣息、遠處晦暗低沉的聲響……讓她開始恍神，四周的景物變成了被土石流淹沒的舊家，她急忙地丟下一切往外衝，要逃難，快點……不然，要被淹沒了！心悸、胸悶、雙腿無力、快要吸不到空氣了，難道已經被壓住了嗎？家人呢？自己在哪裡呢？要逃去哪裡呢？

「慈濟急診室！」這是她喪失意識前最後一句話。

計程車司機把她送到醫院，家屬也匆匆趕到，經過幾個小時的休息，她拼湊出剛才發生的事情。從急診室出來後，她來到了我的診間。

「事情並沒有真的過去吧？」

她點點頭，說道：「外面的雨還在下嗎？連下雨後，泥土潮濕的氣味都讓我心驚。我好像瘋了一樣，但是那時感覺好真實，不逃不行啊！」

雨聲是可怕的解鎖者，把她內心的創傷記憶放出來流竄，迷惑了心神。

「我看妳得去『抓妖』了。我建議你接受心理治療，找個專業人士跟妳一起打開記憶的盒子，仔細檢視一下。」我安慰的說：「再拖下去也不是辦法，總不能叫老天不下雨吧？但是，光憑自己一個人可能沒辦法面對，找個幫手，好嗎？」

每個人的心中都有一個儲藏室，放著幾個或大或小的潘朵拉盒子，還是應該稱為——「恐怖箱」？時間久了，可能都忘記當時放了什麼進去。是暴虐的父母？曾經信賴卻伸出鹹豬手的老師？背叛自己的摯友？危及生命的交通事故？被排擠、霸凌的高中時代？記不清楚了，卻已幻化成會吃人心臟的妖怪，在心靈脆弱的時分，敲開盒蓋，偷偷地潛行出來。

不管潘朵拉的盒子裡裝著多麼黑暗的物件，請記得盒底最下面壓著的是「希望」。只要不逃避，面對、接受、拋棄……清理乾淨之後，內心的希望就得以浮現。

所謂潘朵拉的盒子，極有可能是源自「內心」而產生的身心症狀，如果長期沒有察覺，或是察覺但不理解問題本身，或是明明知道問題在哪，卻苦無對策……這些狀況都會讓人繼續受苦。

所以，一旦發現表面的病症，可能是「心因性」的，就可以考慮進行心理治療。由專業的精神科醫師、心理師，跟患者進行深度評估、會談，再擬定進一步的治療計畫，進行短期或長期的療程，例如：認知心理治療、精神分析、認知行為心理治療……等等。給自己面對問題及治療的機會，也就是給自己希望。

解開憂鬱的謎題——憂鬱症

沈裕智

陳太太因心情鬱悶且有不好的念頭前來就診，一進診間剛坐下，便開始泣訴她是個沒用的太太，也是個笨媽媽，全職家庭主婦卻照顧不好先生及小孩，最近先生常常應酬，天快亮才回來。陳太太從友人口中聽到先生和自己的一位摯友常私下見面有曖昧，心裡很難過，想跟先生問個清楚，甚至想找他好好吵一架，但，又覺得先生工作很辛苦，一直以來也讓家裡衣食無缺，不忍心再讓先生煩家裡的事。

陳太太也想找她的摯友興師問罪一番，罵她自甘墮落，當小三破壞家庭，可是又同情摯友自小身世淒涼，父母離異，曾說過要一起永遠當好朋友。悶了一段時間，她只能怪自己不好，不是個好太太，不懂得服侍先生，先生才會對其他女人有興趣。大概，也因為自己沒把小孩照顧好，小孩吵，先生都不想回家了……愈想，心裡就越悶了。

李先生是政府公務員，工作認真負責，無不良嗜好，生活過得很節省，有一些儲蓄，想賺一點利息，把錢借給朋友，卻被朋友倒掉了。已經論及婚嫁的女朋友，埋怨李先生為什麼不事先與她商量，李先生拿不出聘金，也付不出喜餅錢，婚期只好延後了。

父親本來就身體不好，因煩惱他的事，病情惡化，最近剛往生，依照習俗，百日內要完婚，重重壓力下，心情很煩躁。上班時面對一般民眾的詢問，心不在焉，口氣差，被客訴，上司警告他，再被客訴會影響年終考績，李先生情緒變得更低落，甚至開始有想不開的念頭。

陳同學是僑生，在美國念書時，一向都名列前茅，回國前，申請到國內不錯的大學，陳同學認為自己喝過洋墨水，英文呱呱叫，希望可以提前畢業，申請到頂尖的研究所。沒想到，學期才剛開始，因為國內英語授課的風氣不是那麼盛行，她發現自己的華語能力低，上課聽講很吃力，上課聽不懂，但是看原文書沒問題，只好自己努力啃書，希望追上同學的進度。

幾次考試，不但沒法名列前茅，還有好幾科重點科目被當，陳同學開始意志消沉，心情低落，書根本就看不下了。她漸漸懷疑自己的能力，對學業灰心、對生活中其他的事也變得很悲觀，甚至開始把自己封閉起來，認為同學都在背後笑她。

由上述三個門診的案例，可歸納出幾個會引起憂鬱的心理因素，包括：把原本應該對外發出的憤怒或不舒服轉向自己，連續的失去與失落對情感產生的影響，以及自信心受到了嚴重的打擊。多數的時候這些生活上的事件可能只是導火線，如果門診的時間充裕，花點時間和患者談談，通常會找到隱藏在事件背後的原因。

陳太太的母親在她很小的時候就往生了，父親獨立撫養幾個小孩長大，她覺得父親好偉大，結婚時好捨不得；婚後，先生也很開明，買了新家，離娘家並不遠，陳太太可以常去看爸爸。先生生活習慣跟父親很像，雖然節省，但家裡該花的絕對很捨得，也都很有責任感，回家後還會幫忙做家事。陳太太平常也跟孩子一樣都叫先生「ㄅㄚˊㄅㄚˋ」，心裡一直覺得自己好幸福，一生中有兩個爸爸照顧她。當先生最近開始不一樣後，心裡覺得很掙扎，我的其中一個「爸爸」怎麼脫稿演出了？否認再否認，但事實擺在眼前，不管如何，這是不可能的（只能這樣一直跟自己說），並將委屈及憤怒壓抑在心底。治療時，與陳太太一起讓心中的爸爸歸爸爸，先生歸先生。一開始理智上同意，心裡還是難接受。幾次門診後，陳太太告訴我：她跟先生大吵了一架，先生嚇到了。陳太太說：「吵完後心裡舒服了一點，先生也跟她懺悔，保證不再出軌，我後來選擇了原諒他。」我說：「你先生應該也輕鬆了，不用再身兼二職，又要當你生活中的先生，也要當你心中的ㄅㄚˊㄅㄚˋ。」

李先生第一次看完門診後，我請她的未婚妻王小姐下次一起來。王小姐邊哭邊說李先生最近這段時間好像變了一個人，本來是個很節省的人，突然變得很慷慨，常請同事吃飯，也把錢借給不熟悉的朋友，晚上也不大睡覺，都在看美國的股市，問他只說為了結婚，要多賺點錢，另外也變得很容易發脾氣，兩人常為了小事起爭執。王小姐說：「本來像隻溫馴的小貓，變成兇猛的獅子，一連串不如意的事後變成鬥敗的可憐蟲。」我聽了之後，心裡猛然一驚，原來李先生是躁鬱症患者，本來打算幫他們做諮商，臨時改成建議李先生要好好服藥，穩定情緒。幾次門診之後，李先生說現在工作感情都穩定，之前的事好像做了一場惡夢，對自己的疾病了解後，開始擔心會躁鬱症遺傳、要長期吃藥。

陳同學的成長學習過程，常被父母要求學習各類沒興趣的才藝，如果表現不佳，會招致責罰。為了維持父母心中永遠是個優秀好孩子的形象，將心中的委屈及憤怒壓抑在心底，壓抑會耗損心靈能量，又要擠出精神能量讓自己做到頂尖。幾年下來，她好累了，在國外混不太下去，回國後希望可以重新開始，但是事與願違。治療時，與陳同學一起檢視多年來潛藏在內心的委屈與憤怒；已經長大了，不是孩子了，不用再背著「優秀好孩子」這個重重的殼過下半輩子吧。心態調整好，不用再耗費心靈能量壓抑，陳同學離開診間時說：「終於有『真正快樂自在』的感覺了。」

精神科醫師常會被問到：「憂鬱時為什麼要找醫師治療？不是應該靠自己想開一點就好了？」

「憂鬱是心理問題，吃藥有效嗎？」

如上述三個小故事，憂鬱的真正原因為何？要用心理治療或藥物治療？必須經由專業人員問診評估後，一起討論如何處理、決定治療方式。如果只有短短幾分鐘的看診，就下診斷為憂鬱症，很容易發生如文中李先生誤診的情形。沒充分瞭解憂鬱的來龍去脈，就被告知必須服藥治療，大多數人也很難接受！選擇適合自己的醫師，好好與之配合，經由充足時間詳細問診及找到問題的根源，再一起討論應採取什麼處理方式，才是面對憂鬱症最佳策略！

憂鬱症

憂鬱症其實遠比我們想像的常見，根據統計，女性終其一生罹患憂鬱症的機率有四分之一，男性則為八分之一。

憂鬱症的誘發因素主要有以下數種：

家庭關係的改變——家人面臨人生階段轉變、家庭內的衝突、家人吸毒、配偶有外遇等。

職業上的問題——升遷、離職、被解雇、失業、工作上的挫敗、降職、屆齡退休、過度疲勞等。

經濟問題——失業、股票被套牢、欠債、事業失敗等。
健康問題——懷孕期間、產後、意外、其他疾病等。
感情問題——結婚、離婚、異性關係出現狀況等。
失落經驗——近親者死亡、災難、喪偶等。

憂鬱症的症狀

如果有以下的症狀且持續時間超過兩週：
一、情緒低落。
二、對事情提不起興趣。
三、因食欲變差而體重減輕。
四、睡眠障礙／失眠。
五、精神與動作變慢或躁動不安。
六、疲倦無力。
七、覺得自己無用，甚或對不起他人。
八、注意力不集中，猶豫不決。

九、出現自殺想法、計畫或行為。

當以上的症狀出現五個或更多時，可能罹患了「重度」憂鬱症，請儘速就醫評估，必要時需接受藥物或是心理治療。

憂鬱症的用藥與停藥

抗憂鬱劑的作用機轉，是經由影響腦中神經傳導物質的濃度而產生改善情緒的效果。如果貿然停止服用，可能使身體內部的神經傳導物質突然失衡，導致不良的戒斷反應如：昏沉、暈眩、噁心、失眠、顫抖、流汗等。

因為憂鬱症常合併焦慮與睡眠障礙，常會合併使用解焦慮劑、鎮靜劑或安眠藥。長期使用此類藥物後，身體會逐漸適應，如果貿然停藥，則可能產生反彈現象如：煩躁、顫抖、嚴重失眠、心情低落、甚至抽筋等。所以，治療關於憂鬱症的藥物治療，首重耐心等待療效。當憂鬱症緩解後，也必須在醫師的指導下減藥，讓身體習慣逐漸減低的藥量，按部就班達成停藥的目標。

蟲蟲危機——寄生蟲妄想症

沈裕智

劉伯伯是一位六十歲左右的退伍軍人，由整形外科醫師轉介到精神科。

剛接到轉介醫師的電話時，聽著對方在電話另一頭解釋：「我已經幫他做了好幾次手部清瘡植皮手術了，每次植完皮，他就會把傷口再搓破，說裡面有蟲爬來爬去……這會不會和精神狀態有關呢？」

劉伯伯來到精神科，一臉的抱歉與無奈。把手上的傷口給我看，告訴我說：「外科醫師警告我，再把傷口弄破，下次就不理我了！」

「那你為什麼要這樣做呢？」我問。

「大概五年前，一開始雙手有些癢、刺痛的感覺。洗乾淨，塗了藥膏，好像好了些！但過陣子癢、刺痛的感覺又跑出來，好像有蟲在皮膚下鑽動！有一天，我塗了在廣播電臺買的藥膏，聽説很有效！」劉伯伯小心從口袋裡取出一個小型塑料袋，內裡裝著些細小的灰黑色的皮屑。

「真的！醫師你看，這就是從皮膚底下鑽出來的蟲子的屍體。」

接着，劉伯伯從口袋取出一把小刀。

我困惑的問：「你要做什麼？」

劉伯伯説：「別擔心！」他用刀鋒輕輕刮自己的手背，掉下了許多皮屑，並説：「醫生，你仔細看，這些就是寄生蟲。」

我小心檢查劉伯伯的皮膚，沒有寄生蟲的徵狀；我用放大鏡看劉伯伯刮下來的「寄生蟲樣本」，那不過是他的皮屑。

劉伯伯患的是「寄生蟲妄想症」，他錯誤地堅信自己感染了寄生蟲。我努力解釋，他卻認定醫生不理解病情。

我換個方式跟劉伯伯説：「我這裡有個神奇的驅蟲藥（其實是可以

鬆動想法的抗精神病劑），吃兩個禮拜，可以減輕你的不舒服，想不想試試？」

劉伯伯眼睛一亮：「可是我不想吃藥，有沒有藥膏可以擦？」眼看快掰不下去，我說：「也可以用打針的，效果更好（其實是抗精神病劑的長效針劑）！」希望善意的謊言不要被發現！

透過抗精神病藥物治療，劉伯伯的寄生蟲妄想逐漸消失，傷口亦癒合良好。但兩年追蹤期間，有兩次因為忘了來打針，疾病復發，又得到整形外科清創及植皮。

陳小姐是一位二十四歲左右的上班族，由耳鼻喉醫師轉介到精神科。醫師在電話中描述病情：「我已經幫她做了詳細的檢查，喉嚨沒有任何的發炎或腫塊。但陳小姐一直罵我們檢查不仔細，威脅要提告，認為明明她的喉嚨有蟲爬來爬去很不舒服，為什麼都檢查不到？」

「好熟悉的一段陳述，又要抓蟲了。」我心想。

陳小姐來到精神科診間，一臉不悅地描述喉嚨的不舒服，以及耳鼻喉醫師的不諒解。

陳小姐情緒發洩完後，我問了一個問題：「有男朋友嗎？」（真擔心她可能會誤以為醫師在騷擾她。）

「有啊，怎麼樣！」陳小姐說。

「我問妳一個問題，妳願意回答就回答，不願意回答妳可以拒絕！」我說。她點點頭。

「會幫男朋友口交嗎？」我問。

陳小姐害羞的說：「醫生，你怎麼會這麼問？該不會，我喉嚨不舒服跟我男朋友有關吧？我媽說婚前不要把第一次給男方，但看他很愛我，也有性的需求，我常幫他忙，有時用手，有時就用……嘴巴！」

陳小姐接著說：「我喉嚨好像不那麼難過了！醫生，精蟲在喉嚨裡會活多久啊？」

接下來的對話，我只記得好像就類似國中老師在教與性有關的健康教育了。開了一些減輕焦慮的藥，下次回診時，陳小姐不舒服的感覺已經完全沒有了！

精神科醫師常被其他科醫師詢問：「這是不是一種精神病啊？」如上述兩個抓蟲的小故事，身體不舒服的真正原因為何？要用藥物治療或心理治療？必須經由仔細問診評估後，一起討論如何處理、決定治療方式。蟲蟲心理危機不只出現精神疾病中，也可以發生在腦血管病變、糖尿病、甲狀腺毛病、維他命缺乏、乃至濫用安非他命等的併發症狀中。

找出原因，施以合適的治療，蟲蟲心理危機大部分都能得到改善。

裝病還是心病——慮病症

沈裕智

一位三十七歲的男性病患，抱怨頭暈、頭痛、四肢發麻、無力等症狀，身體及神經學檢查無異常，且在數家醫院做過重複之實驗及影像檢查均找不到病因，妻子及內科醫師開始懷疑病患是「裝病」。

「陳先生，你好！怎麼會想來看精神科呢？」

「是家人要我來的。」他一臉不悅的回答，接著說：「半年前的一個假日，我和朋友一起去爬山，回家後開始覺得下背痛，解尿不順，到醫院驗尿、照X光，並沒有發現異常。我才不相信呢！一定有某些問題，我開始翻閱一些相關的醫學書籍！書上寫了好多原因，我很擔心，跑去看一位很有名的泌尿科醫師。看了幾次，醫師也不知道是什麼病。」

「我想完了，一定是什麼罕見疾病，連這麼有名的醫生都不知道！」

「我要求自費住院仔細檢查一下，可是住院期間幾乎所有能做的檢查都做了，就是找不到什麼有意義的結果來解釋我的下背痛，解尿不順。」

「出院後，常常因為不舒服到門診，又重複做了很多次尿液及影像學檢查，醫生都說沒問題。最近煩到睡不著，開始頭暈、頭痛、四肢發麻、無力，我又跑不同醫院做檢查……」

掛念自己的健康狀況，工作就不像以前一樣充滿幹勁，人際關係也變得被動退縮，又因為常請假，結果丟了工作，妻子很不諒解。最近陳先生迷上偏方，在妻子的嚴厲警告下，不敢貿然嘗試。妻子跟內科醫師討論後轉介來精神科就診。

看著病人過往輝煌的檢查報告，我心想要怎麼幫助他呢？

爬了一整天的山，下背痛只是肌肉疲勞罷了，但平日小心謹慎的陳先生，跑去就醫，結果，沒有明確的病因無形中強化了他的焦慮。一直找不出原因讓他的焦慮像滾雪球一樣越滾越大，最終症狀越來越多，最後影響了工作及生活。

為了減緩他找不到病因的焦慮，我告訴他：「你的病有兩個。」

陳先生露出仔細聽著的表情。

「一是自律神經失調，另一個是腦神經衰弱。」

陳先生眼中顯露出一絲希望。

「因為一些特殊的生活事件，讓你的自律神經失調，產生『生病了』的感覺。又因為長期把注意力集中在身體狀況，找不出病因，焦慮失眠，最後腦神經衰弱。」我說。

「那要怎麼治療呢？」陳先生問。

「我開點補腦的藥物給你治療腦神經衰弱，另外安排生理回饋治療矯正自律神經失調。」我說。

經過了短期的藥物治療、心理建設和幾週生理回饋治療，終於使症狀消失，陳先生恢復原來的生活。

這是一個「慮病症」患者，這樣的患者並不少見。根據統計，在一般醫療機構看到的病人，大約有百分之三到十四的人其實沒有什麼真正的疾病，而是慮病症令他們去求診。患者當中男性女性的分布沒有差異，發病年齡以三十和四十歲最常見。

從統計中可看出，某些人格特徵的人容易發展出慮病症的傾向，例如強迫性人格與自戀型人格。以上兩種人格特質的共同處是都很在乎自我，自己的身體與心理功能，因此在面臨一些生活上變化，可能會導致他們對周遭人事物興趣，轉為較專注於自己的身體現象。當他們為此去看醫師時，倘若醫師沒有能給予肯定確切的解釋說明，將使他們疑慮更深，進而惡性循環地更注意自己的身體狀態，甚至擔心患了什麼怪病。

如果醫師可以幫助患者明瞭身體與心理互相作用的關係，輔以藥物及生理回饋治療加速症狀的緩解，然後逐步鼓勵他改善社會功能例如人際關係，工作成效等，幫助他重建成就感與尊嚴，把原本專注於自己身體狀況的心緒，拉回來擴大到其他的個人或社會上的事務，依此循序漸進地，可慢慢改善慮病症對患者造成的困擾。

何謂慮病症？

一、腦中滿是自己患有重症的想法。

二、儘管醫學檢驗再三確定，這樣的念頭還是盤踞在心頭。

三、無法以妄想症或身體畸形性疾患來解釋。

四、症狀至少持續六個月。

五、症狀引起顯著的苦惱或功能性受損。

痛苦心理的祕密出口——轉化症

沈裕智

這是以前在軍醫院工作時碰到的一個案例。

在大學聯考失利後，國銘服役去了，心裡有滿滿的不情願，做事老提不起勁。新訓時勉強還熬得住，一個指令一個動作，下部隊後，開始接任務，學長的要求變多，有些對新人的特別規定，他根本搞不清楚，無法應付，挨罵、體罰或禁假自然少不了。

在某次裝備突襲檢查後，因為國銘反應遲鈍、笨手笨腳，被班長留了下來，班長邊罰操邊罵，從國銘的父母親一直罵到祖宗十八代。此刻，在做伏地挺身的國銘的右手竟然癱瘓了，就好像半身不遂一樣。班長慌了，以為國銘受了刺激而中風，趕緊將國銘送來醫院的急診室。

經過神經內科醫師仔細的評估檢查後，在電話裡告訴我：經過診斷，認為不像中風，比較像是精神科的轉化症。因為不能適應部隊的生活，只好將心理的憤怒「轉化」成身體症狀，使右手癱瘓了。

在急診室，我們運用麻醉催眠分析法，把具有鎮靜安眠效果的藥物緩慢注射到國銘體內，使他呈現半夢半醒催眠狀態。這時，心理的防衛去除了，國銘開始訴說對班長的不滿，也提到自己不想再當兵，眼淚像洩洪般再也控制不住，對於班長罵他的父母親，他覺得很憤怒，好想一拳打過去，讓班長閉嘴。

我讓他緩緩起身到鏡子前，讓他看看鏡中的人像。

我問半夢半醒的國銘：「你看看鏡中的人是誰？」

「……好像我熟悉的一個人……」國銘遲疑了很久才回答。

「像不像班長？」我問國銘。

「對，就是他，他剛剛一直罵我，我好想痛扁他一頓。」

「那等什麼？還不快動手？」我問。

國銘舉起那癱瘓的右手，向鏡子旁的牆壁揮拳，右手恢復正常了。發洩完後，國銘緩緩睡去。

治療結束後，我跟一旁的長官及班長溝通，期待單位體諒，給他機會慢慢適應，學著了解自己的職責。

國銘是一個「轉化症」患者，「轉化症」形成的原因，多半來自突然間的創傷，讓心裡累積著強烈的痛苦卻又無從宣洩。為了消除這些突然造成的焦慮和壓力，於是轉化成身體上的症狀來表現，以舒緩被壓抑在潛意識的痛苦；此外，也能藉由這些異常的症狀博取身邊人的關心、或懲罰傷害自己的人。由於轉化症患者在未發病時與正常人無異，所以在還未查出真正病因的同時，經常會讓人誤以為是故意裝病而加以斥責，以致讓患者的症狀更加惡化。

事實上轉化症的治療相當困難，治療的目的不只是讓症狀消除，還包括人格結構的重建，才可以使症狀不再出現。用催眠治療或者是使用暗示方法，可以短暫讓症狀消除，但就長期而言，心理治療才是最佳治療策略。雖然藥物治療不是很重要，但在病患合併有焦慮或憂鬱的時候，也可適當的使用藥物治療。

那麼，家人或朋友要如何陪伴或照顧轉化症患者？

家人的態度常是治療成功與否的關鍵，首先要瞭解患者的困難，避免去強化患者的行為，使患者可以用較成熟的方式來處理問題，不再使用症狀來逃避或索求，都可以減少其復發的機會。

其實，這類的患者通常不自覺，表現出來的樣子常是漠不關心，經常是由家人因擔心而帶來就醫。

在治療上，首先要有詳細的內外科檢查，來排除其他疾病或身體異常造成的可能性，一旦確定與身體疾病無關後，便可以考慮以心理治療為主，把焦點放在對於生活中壓力事件的處理和調適，而不必太過度強調症狀本身。因為這些症狀都是因個體無法面對壓力時的需要所產生的替代產物，這時就建議可先尋求精神科醫師的協助，來確認是否排除其他疾病或身體異常的問題。

何謂轉化症？

一、沒有生理因素而引起知覺或運動功能的症狀。
二、症狀與苦惱或壓力有關。
三、症狀不是蓄意產生，且無法解釋為其他疾病的症狀。
四、症狀顯著引起患者苦惱或造成功能受損。

心裡有個洞——心因症暴食症

沈裕智

紜紜匆忙打開水龍頭，臉已經靠在冰涼的馬桶壁上，胃和食道裡的食物就像洪水一樣，從她的嘴裡衝出來，催吐後，感到虛弱，但她吃東西的罪惡感也隨著馬桶裡被沖走的殘渣一掃而空。紜紜在熱通通的臉頰上拍打著冰涼的水，希望沒有人發現。

已不記得是從什麼時候開始，上大學之後，只要遇到不愉快的事，大吃特吃就成了她發洩的管道。紜紜並不想要暴食，她開始在狂吃後催吐，免於暴食帶來的負擔，但在暴食催吐循環下，紜紜的體重愈來愈輕，漸漸沒力氣做自己喜愛做的事。長期的催吐，牙齒被胃酸侵蝕變得很難看，嘴角也紅紅發炎。

紜紜是一位三十多歲的女性，看起來很瘦，不到四十公斤。長期旅居國外，有時會跟著媽媽來到花蓮參加慈濟活動，趁著活動的空檔，紜紜的媽媽把她帶過來看診，希望能在這裡接受治療。紜紜是「心因性暴食症」的病例，這種症狀在青少年盛行率約百分之一至三，其中約百分之九十的患者是女性，通常發生在青春期晚期或成人早期。

「心因性暴食症」常引起電解質不平衡，身體腫脹，牙齒受胃酸侵蝕，月經不規則及腸胃問題，並合併憂鬱症，焦慮症等身心疾病。

患有此症狀的人，通常是因為心裡有個飢荒的小朋友。這個小朋友並不是真的為了食物而飢荒，而是在他們的心靈上有個補不起來的洞，一直想辦法地想要去填滿它。這個洞的造成，可能是因為從小沒有得到父母的愛與肯定，或是成長環境的不被認同，也可能是因為一些挫折，讓他們自覺怎麼努力都不夠好。所以真正要面對的問題，其實要去發掘那個想要填滿的「洞」究竟是什麼！

幾次的心理治療過程中發現，紘紘除了暴食催吐的習慣外，當她心理難過的時候，還會用酗酒的方式排解。想像一下，酗酒就像是小嬰兒在吸媽媽的奶頭，在心理層面象徵希望再重溫媽媽給的保護及安全感。是不是那個心靈上補不起來的洞在很小的時候就產生了？趁紘紘和媽媽因簽證到期回國外的期間，給她們母女出了一個作業，希望她們能一同回憶小時候的成長歷程。

媽媽回想起紘紘小時候特別愛哭，一哭起來就不會停，讓她很煩，不知道該怎樣做才好，每當哭不停時，就會動手打她，或者拿籐條嚇她，以為這樣做就會停止。如今，才大概瞭解，當時的紘紘應該是因為缺少安全感而哭泣！

紘紘八個月大時，媽媽懷了老二，在懷孕六個月時，不幸感染到腸熱症，在醫院整整住了五個星期。當時，媽媽不僅發高燒、腹瀉，不能進食，甚至還輸血，身體完全得靠打營養針來維持，等到病情稍穩定回家調養時，在家等候的紜紜，跟媽媽好久不見，一看到媽媽就把手伸出來要抱抱。可是，媽媽身體太虛弱根本抱不了她，紜紜哭得很傷心，可能以為媽媽不關心她了。

在紜紜四歲時，媽媽帶她到澳洲，漸漸發現她很沒安全感。出遊與袋鼠玩，她哭不停，到海灘看到海浪也怕到哭不停，玩電動玩具也怕得哭不停。

小時候埋下的種子，已經影響到紜紜十幾年，既然「洞」在她很小的時候就已經造成了，在心理治療裡面，就要試著來修補那個心靈上的洞。

除了修補母女間的感情，在慈濟醫院服務的好處就是，多了證嚴上人的法語填補心靈上的洞。

媽媽在慈濟參與一些活動，所以也會帶紜紜來參加，她深深喜歡上慈濟的環境，因為擔心空虛的時間太多，又會想要吃、吐或是酗酒，紜紜還報名慈濟大學進修課程，有空的時間就會跟著媽媽參與各種活動。

她有句話形容得讓我感觸很深，她說：「在慈濟參與活動的媽媽感覺很溫柔，她也不太會靠暴食催吐的動作來填補心靈的洞；但是在機場等候轉機時的媽媽，兩人會因為要吃什麼等問題，開始爭吵，吵完後因為心裡不舒服，又會透過暴食跟催吐來排解。」所以我發現，在精神科裡除了傳統的理論可以幫助患者外，證嚴上人的法語與慈濟的精神，也可以幫助患者恢復更好的狀況。不過，這樣的慈濟精神不只在活動中應俱備，更應落實生活中，真正身心合一了，將會更有助於解決患者的症狀。

大部分的暴食症患者，都選擇掩蓋病情，不讓別人發現，不接受治療。多數缺乏自信、對自己身材不滿意，或有衝動、控制不佳、扭曲的家庭互動的人格特質，心理治療是優先考量的治療。不過，心理治療耗費時間、金錢，對大部分人門檻太高，在藥物治療方面，血清素補充會有一些幫助，當血清素濃度增高，壓抑衝動行為、暴食衝動，同時有抗憂鬱的藥效，能讓個案心情變好、自信心增強，間接改善暴食症，且這類藥物有抑制胃口、噁心的腸胃副作用。許多患者就這樣一方面靠藥物穩定病情，一方面在心情穩定後增強自我調適的能力，半年、一年後，病情會接近痊癒。

血清素補充藥物，會讓患者逐漸對一些事情漸漸不那麼在意，可協助患者不再過分地把心思放在食物以及自己的身材上，當暴食衝動漸漸不再出現，已成習慣性的暴食、催吐惡性循環就逐漸被拆解。有一天，這些個案會淡忘暴食的感覺，正面看待桌上的食物與自己的身體，雖然最後仰賴的還是病患的心靈修補力量，不過一開始服用藥物，讓心靈平靜，是重要的第一步。當然，病患必須先能承認問題，面對問題，才會有勇氣踏進診間，也才會有日後的進展。

心因性暴食症

暴食症（bulimia nervosa）為飲食疾患的一種，特徵為重複發生暴食發作，之後為避免體重增加而使用不當的補償行為。

據精神疾病診斷與統計第四版的診斷標準，暴食症病患的自我評價過於受到身材及體重影響；患者於一段獨立時間內吃下的食物量，多於大多數人於類似情境下所能吃下的食物量；且暴食發作時病患常感到缺乏自我控制；並會用補償行為避免體重增加。

因此，暴食症的當事人能維持體重於最低正常水準或以上，通常暴食與不當補償行為的頻率必須平均每週至少二次，並共達三個月。

洗不淨的一雙手——強迫症

沈裕智

紅色和尖銳的物品是引起佳宏恐慌的來源，不論是看到或腦海中浮現這兩件物品，他就如一隻驚弓之鳥，心裡無限的不安。只有拼命的洗手，手都搓得起泡破皮，花了好久的時間，心中的不安感覺才像被沖走的手中肥皂泡沫，一掃而空。

「我一見到尖的物品，就怕我會忍不住抓起來殺人，對象從以前唸書時的老師、到當兵時的班長、工作時的老闆，還有……眼前的醫師……」佳宏避開我的眼神。

我心裡倒抽一口氣，身上起了雞皮疙瘩，不知道有沒有被佳宏發現。看起來他想殺的人都是比較權威型的人物。

「會不會想殺爸爸媽媽呢？」我問佳宏。

「……沒有，沒想過。」佳宏遲疑了很久才回答。

我心裡想，通常遲疑很久才回答的，才是問題的根源，等會要花點時間來討論看看。

我問：「那紅色又代表什麼呢？」

「一看到或想到紅色，就好像看到我殺人後的情景。我不能再說了，我要去洗手，把這紅色血腥洗掉。」

看到佳宏這麼焦慮，先談談他工作的情形。佳宏在一家公司擔任小組長，看到主管就有無名火，常常找主管吵架。他跟同事相處倒還融洽，也常參加同事聚會。最後一次，跟主管吵得太不像話，連同事都看不下去，開始排擠他。他請了好幾天假，最後離職，回花蓮老家。

顯然，佳宏是一個強迫症患者。患有此病的患者總是被一種入侵式的思維所困擾，在生活中反覆出現強迫想法，使患者感到不安、恐慌或擔心，而進行某種重複行為有時會令患者感到這種壓迫感可以得到舒緩。患者自知力完好，知道這樣是沒有必要的，甚至很痛苦，卻無法擺脫。

幾次的心理治療的過程中發現，佳宏的父親是農夫，脾氣很不好，下田回家喝了酒，常不分青紅皂白打罵佳宏。從小，佳宏的潛意識中埋下了「仇父」的種子，在他的腦海裡，父親是一頭毫不講理的野獸，還亂咬人。但強烈的道德感常常提醒他不能反抗父親，只能永遠處在挨打挨罵的地位，實際上，佳宏真想把父親殺了。可是他強烈壓抑這個念頭，轉移成對權威型人物的怨恨。

所以紅色和尖銳的物品成為他恐懼的對象，看到這兩種物品就想到血及殺人；但是心裡的另一個聲音又會斥責他怎麼可以這樣想呢？只好洗手，不斷洗手，企圖洗掉這樣邪惡的意念。

強迫症透過心理治療是可以得到一定程度矯正的。患者透過心理分析瞭解病因形成的緣由，慢慢在心理治療中釋放憤怒，鬆開頑強的道德感，才能放自己一條生路，讓自己不再用強迫動作除去心中的不安。

病情較重的強迫症患者使用心理治療和藥物治療相結合的方法，可以獲得比較好的療效。對少數使用心理治療和藥物治療沒有任何收效、久治不癒的患者，可以考慮使用神經外科手術加以治療，在是否使用神經外科手術治療上，需嚴格掌控病患對象。另外，使用神經外科手術治療有可能對大腦造成一些現在未知的損害。

何謂強迫症？

一、具有強迫性意念如怕髒、怕亂，或強迫性行為如洗手、排序、檢查或祈禱、重覆默念字句。

二、病人能理解自己的強迫性意念或強迫性行為是過度或不合理的。

三、強迫性意念或強迫性行為造成顯著痛苦，浪費時間（每日超過一小時），或嚴重干擾此人的正常常規生活、職業（或學業）功能、或一般社交活動或社會關係。

「強迫性精神官能症」，簡稱強迫症，是屬於焦慮症的一種。強迫症的表現可能很輕微可能很嚴重，但是若症狀嚴重而不治療，可能摧毀一個人的工作與生活。

許多人認為強迫症很少見，但是其實許多人是隱忍而不尋求治療。根據估計，罹患強迫症的機率為每一百人中有二到三位，這個比例高於精神分裂症、躁鬱症、恐慌症，大部分在青少年或二十五歲以前發病。

強迫症患者心中常會有自己不想要的重複想法、影像或衝動。持續害怕自己或心愛的人會受到傷害、認為自己得到可怕的疾病、超乎尋常的將事情做得對或完全等等。病人不斷地經驗到如：「我的手好髒，我必須去洗手！」、「我可能沒關瓦斯！」或「我會傷害我的小孩！」等等強迫性的想法，因此而產生高度的焦慮，困擾不已。

在強迫思考之後，跟著來的就是強迫行為。強迫行為可以暫時降低強迫思考帶來的焦慮，但是也因此而不斷地強化去執行強迫行為的動機。最常見的強迫行為是清洗與檢查，其他症狀包括：算數字、收集物品、排列整齊，這些行為一般是想免除對自己或他人的傷害，或者無法擺脫的不合理的責任感。

建議有強迫症狀的人，能保持對於症狀改善的信心與動力，尋求合格的治療師，敞開心胸克服強迫症狀。

電子海洛因——網路成癮症

沈裕智

臺灣「臺北暗殺星（TPA）」，拿下網路遊戲《英雄聯盟》世界大賽冠軍，再次掀起臺灣電玩熱。這群電玩小子的表現，引起國內外的注目，被喻為臺灣之光，也引發臺灣電玩熱潮，有人提醒政府要注意電玩競技產業發展，甚至有孩子想要休學拼電玩。其實早在二〇〇一年，臺灣的電玩小子曾政承就曾獲得世界電玩大賽冠軍，但之後卻銷聲匿跡，一度曾到加油站打工，現在的他，「只想找份兩萬元的工作」。

有人要求政府多多鼓勵「電玩」產業，許多家長卻擔心會將沉迷網路遊戲合理化。孩子如果長期沉迷於網路遊戲，多半是因為網路遊戲外的世界讓他覺得無聊。另外，如果孩子會因為網路遊戲耽誤了前途，即使沒有網路遊戲，也會有另外的東西讓他墮落。

網路遊戲並不是毒品，它和我們小時候玩的遊戲並沒有什麼差別。小時候玩躲避球、玩捉迷藏，也常常玩得忘了回家，意猶未盡，現在的孩子因為缺乏玩伴，只能在網路上和虛擬人物玩，也常常覺得沒玩夠。事實上，網路遊戲已經成為現代孩子生活中缺少不了的部分，不論家長接不接受，他們終究會接觸到的。所以，應該要思考的是，如何讓孩子既能玩網路遊戲，又懂得自我約束。

首先，家長要調整自己的心態，跟孩子站在同一邊，不要老是反對孩子玩網路遊戲，干涉和責備只會強化孩子玩遊戲的慾望，孩子需要的是學會自我控制。禁止玩網路遊戲，就真的禁止了孩子的慾望嗎？讓孩子離開網路坐在書桌前，他就是去學習了嗎？如果不是出於自願，不僅當天的學習效率差，玩網路遊戲的慾望在壓抑中更被強化，讓孩子內心在玩與不玩間充滿矛盾與痛苦，只會不斷損傷他的自我覺察力。

每個孩子原本都有積極讓自我完美的天性，如果一種控制對他們的自我覺察力沒有影響，他們可以健康的發展天性，產生出適當的自我控制的力量，反而能幫助他們健康的更適應一些事情。只顧著玩網路遊戲，荒廢了一些原本該做的事，孩子通常會愧疚的，遊戲癮解了，這時通常比較聽家長的話。成長的過程中，慾望沒被壓抑的孩子就會開始自我調整，為了保障遊戲的時間，他們會開始注意做事的效率，只要不把學習放到網路遊戲的對立面，他們會更認真學習，並且學會自我控制，把該做的事情做好。家長可以調整心態：我們可以讓網路遊戲變成教孩子做事的效率提高的好幫手，只要家長不亂嘮叨、不亂干涉。

有些家長，平常不許孩子上網，一旦孩子做了一些值得讚許的事，家長一高興，就拿上網時間當作獎勵，一方面討厭孩子玩網路遊戲，另一方面又把它當獎品送給孩子。可以當獎品的東西，怎麼會是壞東西呢？孩子被弄糊塗，網路遊戲興趣更濃了，事情或許可以反過來做，拿上網時間當作懲罰，在孩子每次作錯事情的時候，就懲罰他必須連續上網比平常多一到兩倍的時間，讓孩子覺得上網不是一種樂趣，而是一種懲罰，慢慢讓他討厭網路遊戲。

最後，網路遊戲只有在精神空虛的孩子那裡才會變成天堂，好的親子關係，廣泛的興趣發展，以及充分的閱讀會填滿孩子的精神世界，讓美好的事物攻城掠地，不給網路遊戲留下空間。

網路成癮症

最初是由葛爾柏格（Ivan Goldberg, M.D）在1995年所提出的一種精神錯亂，他比照在心理疾病診斷統計手冊第四版（DSM-IV）上對病態賭博的定義來比照，訂立了有關病態上網的理論，但它不被最新的心理疾病診斷統計手冊收錄，網路成癮症認為是否被劃為心理障礙仍須研究。然而，他對網路成癮的定義被媒體廣泛報導，使得這問題是否應該被歸為一種精神錯亂而有所爭議。

跳電的恐慌——恐慌症

賴奕菁

有一種病發作的時候會讓人感覺自己快要死了，掙扎著到達醫院急診室之後，所有檢查卻都是正常的，有時還會受到別人的質疑——裝病的？

明明剛剛發作時突然感到全身虛弱無力、胸口悶、喘不過氣、心悸、冒冷汗、四肢發麻，幾乎是癱在地上，而那種靈魂快要出竅的感覺，這不是大限將至的預兆？

「沒錯，沒錯，就是這樣！我那時覺得自己無法活著下火車呢！」我面前的中年病患激動地附和著，身為高階主管的他因此難以再出差了，躲避著需要搭乘飛機、火車，甚至是電梯的場合。因為勉強自己的下場，不是當場發作，就是事後在車站、機場癱軟一個多小時。

「所有的醫生都查不出來我的病因是啥，我可是全套身體健檢都做兩三次了，連自費的電腦斷層都做了！結果，全都是正常！我都快一命嗚呼了會是正常？哪天在路上走著就突然倒地死掉了，怎麼辦？」他感嘆著，「我現在洗澡都不敢關浴室門，就怕突然發作，呼救不及啊！所有的科幾乎都看過了，最後終於有醫生叫我來看精神科。我當時真的很生氣，看不懂就算了，何必汙蔑我是瘋子？」

我讚歎道：「這可終於轉介對啦，這病就是我們科的範疇。您這算是典型『恐慌症』呢！」

恐慌症的病因目前雖然眾說紛紜，不過發作起來的狀況，或可以「自律神經跳電」來比擬。

人體的內部器官都是由自律神經（不受意志操控，獨立負責協調身體機能）來管控的，它包含了交感神經與副交感神經，兩者保持著動態平衡的狀態。

而交感神經系統猶如人體的「油門」，當工作或面對挑戰時，可以使瞳孔擴大、心跳加速、呼吸加快、血壓升高、消化抑制，心情上則使人感到緊張與煩躁。當壓力解除或是準備休息時，副交感神經就負責「煞車」，把五臟六腑的功能往反方向拉回。

但是，自律神經難道永遠都保持完美和諧嗎？如果這個系統生病了，即使沒有壓力或危險，交感神經也可能突然飆到緊繃的狀態。就像明明沒有火災，因為火警偵測器出現故障，而使整棟大樓警報聲大作，嚇得住戶紛紛逃命。

「這樣嗎？我大概可以理解了。難怪身體怎麼檢查，都沒有異常。」患者回應著。

往後再遇到以往發作的場景，有時僅因聯想起來，身體也自動發作了。這會使得當事者開始逃避某些場合，即使會影響到工作、學業、生活，也無可奈何。

「我不就是這樣嗎？總經理來巡視，大家跟著坐電梯，只有我不敢進去。硬著頭皮進去，出來的時候只有我臉色慘白，站都站不穩，簡報的時候餘悸猶存，差點講不出話來。」患者說道：「很痛苦啊！開會時黑鴉鴉擠一群人，人一多空氣一悶，我就快要發作了。很想奪門而出，卻只能硬忍著。現在提到開會我就怕。」

有辦法嗎？當然是有的。

首先，病患得確信自己的身體沒事，絕對不會死。即使恐慌症鬧起來像快要死了，但是保證不會死，先放心。

再來，急性發作時可以先服用些藥物壓制亂跳的交感神經，必要時也可規律服用些藥物舒緩神經活性。因為藥物只能治標，長期服用有副作用或是上癮，所以病患還要學習收服自律神經的其他技巧，例如：經由生理回饋的課程，學會覺察身體狀況，當發現狀況不佳時，則運用各種放鬆技巧以自救。也可以學習靜坐、冥想、透過運動、避免刺激性食物等等，調解與平衡自律神經功能。參加團體心理治療則可獲得病友的心理支持，減少對抗疾病的孤單感，又可交流彼此有效的對抗方式。

「這樣啊？原來這是可以治療的。以前我老是被人笑說是自己想太多想出來的，根本沒有人能理解我是生病了。看病也看了三年，今天終於看對科了。」

三年？恐怕沒破紀錄，我遇過最久的是看了二十幾年，到了本科才終於確診恐慌症，因此，建議患者在檢查不出病情時，可以考慮到身心科就診，找醫師談談，並不是到了身心科就代表精神有問題，而是透過專業的協助，一起找出問題的根源。

像「恐慌症」，只要藥物治療就能夠大幅減少症狀發作，減少身心備受折磨，而藥物在病況緩解後，就可以隨之減輕。通常恐慌症是陣發性，不至於終身服藥。

再來，就要進行認知行為療法，讓患者理解身體正在發生甚麼事情，不要慌了手腳，要如何以呼吸法，冥想法……放鬆神經，甚至服用些急救藥物來度過臨時發作。接著，練習面對原本害怕的情境，例如：密閉的電梯、火車、飛機、人多的購物中心、遠離人煙的郊野、劇烈運動……慢慢有成功經驗後，患者產生信心，逐漸增加強度與暴露長度，最終總能克服這樣的症狀。

坊間也有很多的病友團體，提供相互支持與交換生病經驗、有效的因應方式，陪伴患者邁向痊癒。

你可以再更慘一點——抱怨症候群

賴奕菁

是不是因為是精神科醫師，所以，這個患者每次一來就開始抱怨：他的處境有多慘，有多糟，身體有問題，經濟很拮据，家庭亂七八糟，婚姻陷入僵局，子女難以管教，工作有一搭沒一搭……抱怨到極致時，我甚至有點錯亂感，他的苦難好像變成是我這個醫生的責任。

在這種疲勞轟炸之下，我身上吸滿了負面能量，忍不住搖搖頭，不能再這樣下去啦！決定給他「治療性」的一擊！於是乎，我裝成若有所思的樣子，緩緩地但很認真地盯著他說：「其實，你可以再更慘一點。」

患者簡直不敢相信自己的耳朵，他一定心想：「醫生在詛咒他更悲慘嗎？哪有這種醫生！」

我順著他的感覺回應：「不是的，我不是在詛咒你。我只是想『提醒』你，你還有可能再更慘的。想想看，你現在是斷了一隻手指，有些工作不能做了，因為失去了某些機會，所以心情很煩很糟，走路時根本沒有心思去管周遭的狀況，萬一一個不小心，被車子從後面追撞，結果撞到脊椎，那就——下半身癱瘓了，這樣有沒有更慘？」

我露出不懷好意的笑容，而患者則是一臉驚恐表情。我繼續說：「然後，因為你的癱瘓，完全不能工作又脾氣很差，你的太太終於離開你了。恭喜！從此之後就沒有人再嘮叨你了。」

「對了，這時候你出不了門就算了，還會大小便失禁喔！你實在很難過，心情鬱悶到爆，一時情緒衝動，就拿頭去撞牆來發洩。可是，你沒注意到牆上的釘子，猛撞上去之後，就一眼失明了。」

患者幾乎要摀住耳朵，「不要再說啦，醫生！」

我盯著他，覺得似乎有效果了，繼續說：「所以，如果你想要沉淪，要再怎樣悲慘都可以辦到的。相反的，努力在此打住自艾自憐，想要停住苦難，想要堅強起來往上爬，也是可以的。要好要壞，端看你自己的選擇。」

事實上，不管我們要或不要，往往事情就是已經這樣發生了，恣意的埋怨與自憐，甚至認為這就是最慘的地獄境界的話，那就未免太天真了些，因為世事不管怎樣的慘，如果誰想要的話，似乎都可以再慘一點。

如果因為拿到幾張爛牌就亂發脾氣，一怒之下就把剩下的幾張好牌亂丟，這種人即使全盤皆輸，那也無可厚非。

「失去一隻手」的另一種陳述，可以是「另一隻手還在」；失去所有積蓄的另一面，可以是家人都平安；全家吵吵鬧鬧的正面意涵是：我們還在意彼此，願意交談；當全世界都拋棄自己時，至少還可以慶幸我們還保有自我。

或許我得自我反省一下，難道是在身心科的診間裡，讓患者感覺到全然被接納與正面支持，所以就肆無忌憚的情緒沉淪了？常常見到有的患者總是自怨自艾，只會一邊呻吟，一邊舔傷口，無法振作起來，甚至，習慣扮演備受呵護的病人角色之後，再也不肯披掛上陣去面對自己的人生。

如果還能抱怨這抱怨那的，至少，是因為「還沒有死吧」？光是還活著這件事情，就蠻值得感謝天地的。抱怨只會讓人專注在負面的、缺少的點，也只會消耗一個人的意志；抱怨也像是生生不息的情緒垃圾，即使帶出去亂丟，不管弄得大家的情緒多惡劣，抱怨本身卻一點也沒能減少，也從來不會給人帶來光明或能量。

那是為何呢？可能是因為抱怨讓人瞎眼，看不見自己的好牌；抱怨讓人心盲，忘記了感恩，自然也沒有人想要幫忙啊！我個人覺得，即使拿到一手爛牌，還能沉著繼續打下去，甚至最後逆轉勝的人，是最最值得敬佩的啊！

於是，我就對還是沉醉在抱怨裡的人說：「你呀，可以再更慘一點！」

（眼前的病人可能想要拔腿跑了！嗯，兩條腿還在，還能跑，是幸福！）

這類並非真的「生病」的病人，通常只是來門診「無病呻吟」，找人倒情緒垃圾的。專業人員當然是得先站在病人角度，用心傾聽才是，但是，當「個案」在診間抱怨過久，千錯萬錯都是別人的錯時，大概就可以推測出此人平常在家裡、社會上，通常就是以這種態度對待他人。這樣，他的處境怎麼會好呢？

使用假設法，讓他想像任性暴衝的苦果，一方面可以嚇止他妄動，另一方面是提醒他注意自己擁有的事物。當一個人只看得見不滿意的地方，歸咎他人，卻從不感恩與珍惜自己擁有的，鐵定不快樂。而且，也把周遭一切人事物也弄得烏煙瘴氣的人，本身就是個「有毒」的傢伙啊！

所以，有時有必要使用這種震撼心法，希望能對個案本身產生另類效果，停止抱怨，脫離困境，看見美好的人生。

為何他總是抱怨或是嘮叨個不停？

抱怨的目的，往往在於獲得他人的注意，以讓別人了解自己的苦痛，甚至得到些心理支持。然而，為何有人總是抱怨個不停呢？可能是他認為自己的問題沒有獲得解決，所以只好不斷地講，也有可能是內心煩躁不安，必須透過不斷的講話來抒發情緒。嘮叨也是類似的心理機轉，因為擔心發生不好的後果，或是不信任他人真的了解自己的提醒，不認為別人已經記住自己的話，所以同樣的事情不斷地講。

對於抱怨或是嘮叨，剛開始給予關注與心理支持，甚至給予些口語保證，可以降低其焦慮感，但是，如果患者陷入某種心理迴路，執著在負面思考模式裡面繞個不停，光靠言語安撫恐怕效果不大。

例如這個個案陷入自艾自憐的情緒氛圍之中，抱怨半天都是自己很慘很倒楣，忘記對自己的狀況進行整體的觀察，找出自己尚具有的資源並珍惜利用，天助自助者，而賴在地上不想起來的人，誰也拉不動。所以，醫生才會出反招，用反向的話語刺激病患，以對比方式讓他了解自己並非一無所有，應該珍惜手邊還有的一切，早日恢復自信心，走向康莊大道。

第六章　腦內風暴

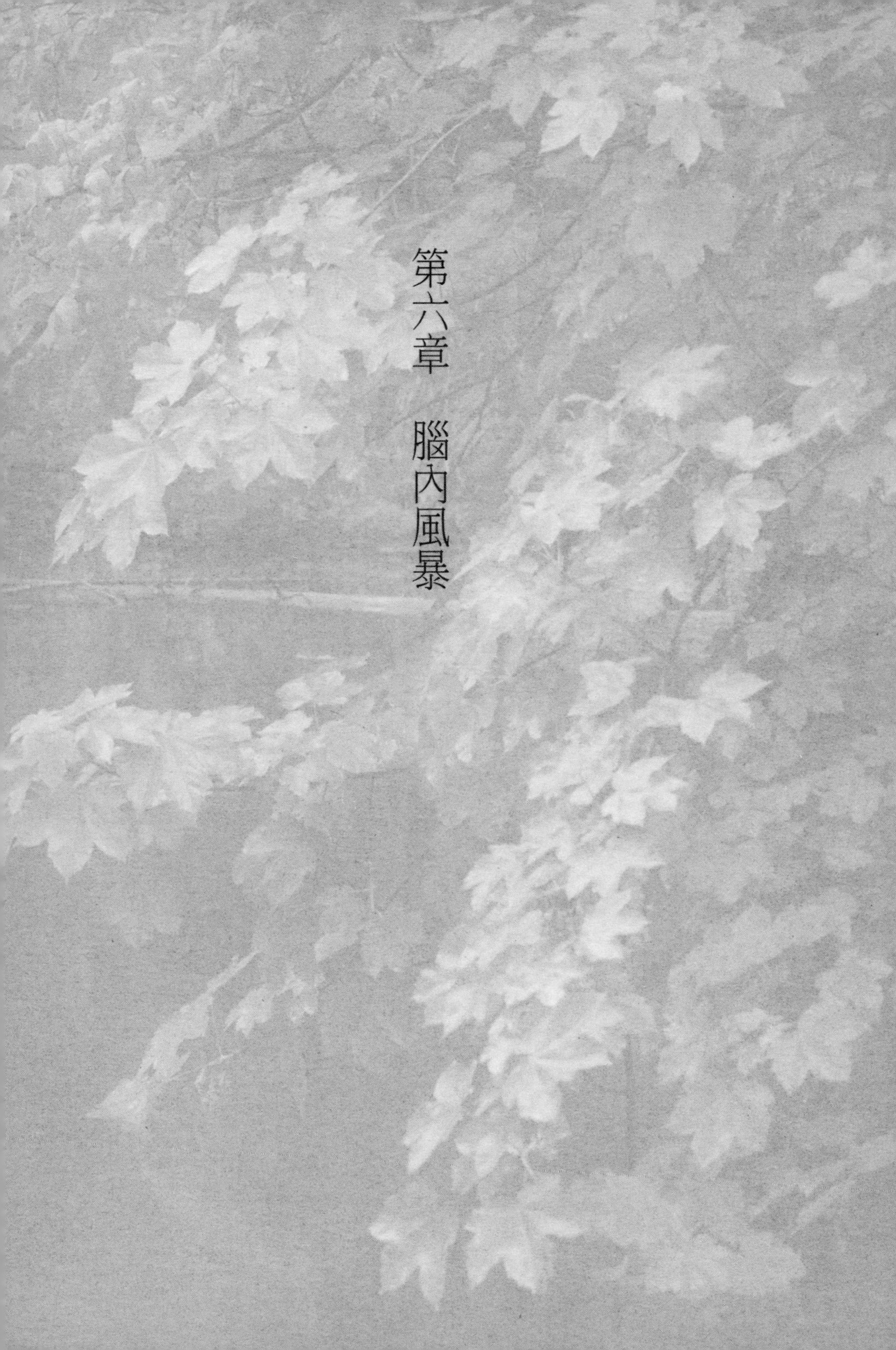

有時，外表也許看不出變化，
但腦內風暴瞬間狂起，
引發如記憶缺損、認知混亂、行為異常、
遲緩昏睡、急躁暴力等不同狀況。
有些難以辨識的行為與精神異狀，
不僅讓家人擔心，更讓醫師們傷透腦筋，
唯有逐層抽絲剝繭，方能找到病因，對症下藥，
緩和甚至平息腦內風暴。

失控的腦

沈裕智

王先生被兒子從鄉下接到市區就近照顧，一開始，家人注意到王先生常忘記剛剛發生的事、說過的話，不斷重複交代著同樣的話，接著出現生活自理能力退化，像是將東西擺放在奇怪的地點、沒有辦法思考複雜的事、表達能力出現問題，連簡單的一些詞句都忽然說不出來，最近因為悶在家裡無聊，常常四處閒晃，竟然失蹤了，家人急得四處找尋，最後在警察局領回他。接下來幾個星期，王先生開始不認得家人，把媳婦當作死去的太太求歡，被家人帶來門診就醫。

看起來像是尋常失智病人的描述，簡單做了認知功能測驗，也顯示有明顯失智症傾向，但點開電腦一看，王先生去年底才剛滿六十歲。問了家人，並沒有失智症的家族史，原本在鄉下不會這麼奇怪，接到市區這半年很快速的就退化到這樣的程度。

幸好認知功能測驗，還落在可以專案申請乙醯膽鹼抑制劑改善失智症狀，但須進一步接受各種檢驗排除其他造成失智症的疾病，藥物申請才會通過。

隔一周王先生回診，血液檢查結果正常，如果腦部電腦斷層掃描結果也正常，就可以申請改善失智藥物。可是，當我點開電腦斷層掃描圖片，心裡一驚，在王先生大腦左邊額葉顳葉交界處，有個很大的類似腦膜瘤的腫塊，已經壓迫到正常的腦向右邊偏移。

看來這一切異常的行為及記憶的缺損都有了答案，請家屬趕快帶到神經外科接受進一步治療。

很多人一生都按規律生活，突然在老年行為大幅改變，除了是失智症，也有可能是腦部受損或長了腦瘤，因此，家人不可只是默默承受，不採取行動。

另一個案，李小弟是獨子，從小成績名列前茅，升高中時，不幸發生車禍，昏迷了好一陣子，電腦斷層掃描發現腦子因撞擊出血散滿血塊，無法開刀，只能保守治療。後來奇蹟出現，李小弟兩個星期後醒了過來，雖然痊癒，卻不再是往昔的他，原本精力充沛的李小弟變成愛打瞌睡，動作慢吞吞像隻蝸牛，洗澡穿衣也要家人幫忙。

持續接受復健治療，休學一年後回到學校，除了學習能力差一點，舉止像個小朋友一般，倒沒有顯著的差異。剛開學一個月，老師反應課業常遲交，服裝儀容不整，也常打架鬧事，但大家知道他的遭遇，總是睜一隻眼，閉一隻眼。後來愈來愈誇張，李小弟變成小色情狂，公然在課堂看清涼寫真集，掀女同學的裙子，捏女同學的胸部臀部，也變得喜歡開黃腔。老師只好聯絡他的家人帶來精神科門診就醫。

聽完整段病史敍述，這些異常行為，應該跟車禍過後的腦傷後遺症脫離不了關連性。一般來說，原始腦受損所發生的行為障礙，多半與吃喝拉撒睡及色情有關，原始而衝動，高級腦是控制中樞，受損所發生的行為障礙，多半會判斷力降低，非常缺乏自制力。因為腦部細胞幾乎不會再生，修復機制也很有限，腦子弄壞了就真的難恢復了。

我告訴他的家人，因為這已經是生理的障礙，需要長期服用一些抗精神病劑來協助李小弟的衝動控制。起初，家人還會跟我討論試著減藥看看，但每次減藥都無助於改善症狀，有時反而更嚴重，最後家人才默默接受需要長期服藥的事實。

腦，它掌管人的一切，是需要善加維護的。

在精神科，並不是所有的精神異常都是心病，有時候，這些異常起源於腦部腫瘤或腦傷後遺症。這些腦部腫瘤或腦傷後遺症造成的異常通常會來得比較急，不像一般精神疾病會有好幾年的潛伏期，通常發生的年紀比較大，不像一般精神疾病在年輕時就會發生，並且可以問到一些身體疾病或車禍後遺症等前趨因子。不管如何，當有人突然行為異常時，帶來醫院作詳細的檢查，或許可以找到一些可以解決的原因，就算無法解決，也可用藥物改善症狀。

老爺爺愛吃醋——失智症

林喬祥

失智症患者在全世界已經有兩千多萬人，而在臺灣也已有約十四萬名失智症患者。可是，你卻可能無法把自己家裡的長輩跟失智症連結，因為只聽人說「老人痴呆」，家裡的長輩卻是不癡不呆，怎麼會是失智症？

有一位愛吃醋老爺爺就是很好的例子。有一天，這位八十多歲的老爺爺，一臉憂愁地在兒子的陪同下走進診間，爺爺說他心情很不好，因為太太離家出走了一、兩個星期，還沒有回家。兒子則婉轉地說，因為這半年來，父親都為了當年母親是不是跟一位鄰居有曖昧關係而爭辯不休。

我們坐下來會談，爺爺也一起加入，還主動說明，「我是公務人員退休，以前上班時住在××地區，有一個鄰居，住在隔壁的隔壁，我一看他就覺得這個人不是個好人，我跟我太太說別跟他走得太近。結果我太太經過時還跟人家打招呼聊了幾句。」

這件小事發生在他們結婚頭幾年，早已應該如過眼雲煙，因為是六十年前的事了，兒子現在都六十歲了。沒想到，這半年來卻成為老夫老妻吵不停的原因，爺爺拿著這話題追著他太太質問，讓老太太不勝其擾，她覺得一輩子都被這個先生壓迫，現在還要面臨這種質疑，於是這事件成為老太太反抗的臨界點。兒子解釋說：「我爸爸是主管，工作上比較權威，對家裡的人經常也是同樣態度。只是退休以後，他沒人可以管了，只能管我們，尤其是媽媽，所以媽媽才會受不了而離家出走。」

透過門診的會談，聽著這整段描述，加上瞭解他這幾年來生活功能及智力狀態的改變，我清楚這是失智的表現。

年紀較長的老人，我們會先評估他的記憶力；失智症有幾個症狀表現，可能是智能退化，還有記憶的消失，譬如最近的事情容易忘，過去的事情反而還記得。

還有，失智老人也會有一些精神異常的症狀，像是妄想，有被害妄想、被偷妄想、嫉妒妄想，最常見的妄想型態就是被偷妄想，覺得家人或照顧者要偷他的東西，而導致家庭出現混亂。

像這位爺爺就是有「嫉妒妄想」的表現，或者是對配偶的不忠妄想；可能六十年前太太只是跟鄰居打一聲招呼而已，但他將這件事擺在心裡，因為生病退化，他對這個部份的感覺愈來愈強烈，才一直反覆地表達，到後面的表達都已經不是在釐清事情，而變成一種情緒上的干擾。他沒有中風的病史，腦部攝影顯示腦退化，依據這些我們診斷他是阿茲海默型的失智症。

看到一個老人為了六十年前的小事吃醋，處理上的第一要務是，不能把他當笑話，因為這對他來講是非常難受的一件事，他一方面覺得好像被背叛，而在表達的過程太太又離他而去，讓他加倍難過；另一方面，在老人失智的過程當中，除了記憶逐漸失去，處理事情的能力也逐漸失去，包括執行功能，譬如毛巾應該掛在浴室牆架上，卻掛在月曆釘上，還有語言的功能，明明知道這個是手錶，卻說成筆。失智的過程不像中風突然發生，病人從會立刻變不會，而是本來會的事情，慢慢地變成不會，患者逐漸也會察覺到自己的改變。

失智症會合併一些憂鬱不安的表現，這是很常見的。阿茲海默型失智症目前沒有太有效的藥物可以改善，但是能達到延緩功能退化的效果。而針對妄想，我們會以低劑量的抗精神病藥物來治療，加以改善。

老爺爺不斷重複同一話題，愈講愈生氣，頻率越來越高，到最後，只要是醒著的時候，要不就是失神，要不就是開口講這事，整個腦子都被同一件事纏住。老爺爺的症狀是早期的失智症，因為他的語言或者整體的思考，並沒有到已經很碎裂的程度，只是隨著失智的病程，到後來會變成很難完整的表達。

這時的他，像平常一樣的溝通方式是沒有用的，能做的就是嘗試去了解「他可能怎麼了？」或許也不會有解答，但是可以運用些技巧，使這個焦躁或反覆的狀況改變。

譬如，輕安居的失智老人剛來到這個新的環境，會不安，時間還沒到就隨時往門口走，隨時在等是不是要回家。護理同仁一方面安撫，一方面找方法轉移焦點，譬如：阿嬤是不是要回家？要去坐車，客運在這邊，帶到裡頭去。因為阿嬤對於車站在那裡？要到那裡去？其實不是那麼清楚，只是那個時候要做一件什麼事情，你就帶著她好像去做什麼事情，讓她度過那個情緒，她心裡也就舒服了。

經過用藥，這位愛吃醋爺爺的妄想情況有改善，也規律回診。他兒子表示，老人家還是會提這個事，但是提的次數變少、強度也減弱，慢慢轉移了，後續則三、四個星期來一次門診。最近一次門診，兒子還提到，媽媽也跟來了，果然那天老爺爺的表情看來很輕鬆，詢問他，太太回來了，心情有沒有好些？爺爺回答：「有啦！比較安心了。」我跟爺爺說，我們來邀請他太太談談。

既然奶奶來了，我就特地請她進來聊一聊。因為這個過程對老太太來講也是很辛苦，結婚六十幾年了，居然堅決要離家出走，幾乎像一個新時代女性一樣，決定不願意再忍受了。一方面是我覺得老太太一定走過好一段苦日子，另一方面也想了解一下老太太的想法。談過之後，老太太也鬆口肯定先生一輩子對家庭的付出，雖然個性上比較愛支使人，夫妻嘛不就是這樣，忍一忍也就過了；但是這半年卻讓她忍無可忍，因為她也為這個家全心全意的付出，到老了卻被老公懷疑。

我跟老太太說明，老爺爺會這樣，是生病了，那是失智症的症狀，也再次詢問爺爺還一直講嗎？老太太回答，「會啊，不過我跟他說，你再講我就要走，那他就會閉嘴。」我再次強調，老爺爺可能還是加加減減會重複這個話題，另外，我也說出另一種感覺：「講起來也是一種浪漫，你們在一起六十年了，他還會跟你吃醋。」聽我這麼一講，老太太只「唉喲」一聲當回答。顯然她也是害羞又高興的。

電影中演著失智的太太一直在找鍋子找不到，就從廚房一路翻找，連書房連書櫃也找，書桌抽屜也找，很慌亂地一直找，先生一直跟在旁邊安慰她，「沒關係我們再一起找」，安慰完之後先生一轉頭就自己哇地哭了出來。發現自己的另一半功能退化了，那麼簡單的事情都記不住，怎麼可能沒有情緒，怎麼能不痛苦不難過。

當家有失智患者，家人必須有適當的情緒紓解方式，因為熟悉的家人變得很「番」、很幼稚、很誇張、很陌生，出現負面、不好的情緒是理所當然的反應，老爺爺的太太便是一路壓抑自己，到最後爆發出來而離家出走。

失智患者的病程，可能不長、也可能很長，照顧的家屬不需要給自己過高的道德責任，好像「我對他永遠有責任」，一味地掩飾自己的情緒、不准自己抱怨，這樣下來不用多久，家屬就會先垮了！如果可以以一種和緩、堅定，甚至幽默的方式，來處理自己的感受或是情緒，可能是比較好的。

其實，照顧失智老人，很像我們出生的時候他在照顧我們。譬如，孩子有時就突然哭得莫名其妙，哄也哄不停，想知道是什麼原因，但他不會說，或是不見得說得清楚。最大的差別在於，父母照顧剛出生的孩子，接受孩子就是不懂、就是不會；但是當年長的父母，也變得不懂、不會，也需要長大了的子女同樣費力的照顧，這就需要有智慧的包容與容忍。

我了解，當我們在照顧年老的雙親時，難的是你除了要照顧他以外，在心情上也必須做調適；曾經這個人是你倚靠的大樹，是你傷心難過時的避風港灣，現在，你不僅不再能倚靠他，而且變成是要去照顧他，也許對有些子女來講，是心情上不能適應，不能接受自己的父母親真的是老了，這種心情需要被同理。照顧時盡量邀請全家成員一起參與，嘗試彼此分享照顧上的經驗和感受，瞭解自己的極限，不要凡事都歸咎自己，必要時留些時間給自己。

失智的老人家可能忘記了我們，但是我們可以試著讓他不會忘記愛，努力為失智長者打造一個愛的世界，讓他們的生活更有尊嚴和品質，而我們也更瞭解生命循環的意義。

失調的神經迴路——精神分裂症

沈裕智

為了準備研究所考試，佳銘已經有很長一段時間沒有好好睡覺了。有一天傍晚，他提前從補習班離開，一臉慌張地跑回家，家人仔細的詢問，佳銘才透露幾週前開始覺得補習班的助教上課時常常在看他，一直在勾引他，尤其是助教故意穿著短裙、高跟鞋忙進忙出的印資料，高跟鞋踢踏的聲音聽起來很刺耳。今天更不對勁，有個同學自習的時候在講手機，雖然隔的很遠，但是他卻很清楚的可以聽到雙方通話內容，講的都是他跟助理的曖昧關係。下課休息時，覺得同學們看他的眼神好像怪怪的，一定都知道這件事了，看他們的樣子很是妒忌的樣子，似乎準備下課後找麻煩，所以就提前回家了。

這番似是而非的經驗，家人起初不知道怎麼辦，都想說應該是沒睡好的緣故吧？直到佳銘開始懷疑家人會跟同學一起陷害他，開始拒絕吃家裡的食物，在廁所自言自語大吼大叫。有一天夜裡，佳銘目露兇光，拿著美工刀要攻擊家人，最後不得已，只好把他送來精神科接受住院治療。

經過完整心理測驗評估及身體疾病排除，他被診斷為「妄想型精神分裂症」。住院後發現，佳銘有嚴重的幻聽；旁邊沒有人，耳邊卻會聽到陌生人不斷批評他的聲音，也會討論他的事情，或指示他某些特殊任務。經過抗精神病藥物的治療，病情很快獲得控制。

佳銘的父母一方面捨不得他住院受苦，另一方面打從心裡不能接受兒子得了莫名怪病這件事，藉著研究所考試在即的理由，不顧醫護們的一再勸戒，自動辦理出院了。出院後，很幸運的，佳銘慢慢的恢復了往日的生活型態，因為覺得吃藥會讓佳銘想睡覺，無法準備考試，他的父母沒有遵照醫生的叮嚀，把藥停下來了。

考前一周，佳銘的媽媽照常端了一杯蔘茶到房裡幫他補體力，發現佳銘不像在背書，自言自語講一些前後不連貫的話，如「尿是很多細微分子組成的抗癌藥物……分子結構都記載在陰莖上……變成一顆顆葡萄乾……再把鹽巴灑下去……」他把媽媽端來的蔘茶倒進馬桶裡，再裝起來喝、亂摸爸爸的下體，被爸爸賞了一耳光。家人受不了，只好放棄考試，把他送來精神科接受住院治療，這次診斷不一樣了，為「混亂型精神分裂症」。經過抗精神病藥物的治療，佳銘的病情很快穩定下來，這次家人比較有了警覺，沒有提早辦理出院。

經過這兩次生病的折磨，也錯過了研究所的考試，佳銘出院穩定後，在學校一邊工讀，一邊準備來年的考試，可是他並沒有按時回來看診，也不規律服藥，如此勉強拖了半年。有一天，媽媽突然發現佳銘像中邪似的僵在椅子上，一動也不動，手握著書懸在半空中，她不斷叫喊、連推帶搖，佳銘仍然沒有反應，沒法吃東西，沒法上廁所，隨便幫他擺個姿勢都可以維持好久，像個植物人，又像中風。這一來可把家人急壞了，只好又把他送來精神科接受住院治療，這次診斷又不一樣了，為「僵直型精神分裂症」。採取了緊急措施，幫佳銘導尿，打點滴補充水分，也用點滴注射鎮靜安眠藥物，這種僵直狀況才逐漸穩定軟化下來。

家人在出院前一直有個疑問，怎麼每次診斷書寫的都不一樣？是不是醫生寫錯了？

「精神分裂症」是一種嚴重的精神病，直至現在，我們仍不完全清楚究竟腦內出了甚麼問題。目前研究顯示，腦部有許多神經迴路，而迴路的溝通是靠不同的化學物質，這些物質若是失去平衡，就會造成腦功能失調；若影響到思考及感覺的迴路，會使人產生幻覺、妄想，以及思路紊亂；若影響到動作的迴路，就會產生僵直的狀況。我們稱這些迴路失調的疾病為精神分裂症，並依照主要出現的症狀加以分型，所以才會有妄想型、混亂型及僵直型的名稱差別。近年出現的新名稱「思覺失調症」，簡單來說，就是精神分裂症。

精神分裂症不是心理問題引起的病症，而是腦部出現病理問題，目前這種疾病無法根治，它像一些慢性病如高血壓、糖尿病一樣，需要長期服用抗精神病藥物控制。許多人對精神分裂症有誤解，對患者有特別的歧視，這也導致患者會不敢就醫，但是若因為怕被標籤而不尋求醫治，只會令病況日益嚴重。

一般來說，精神分裂症患者都不肯承認自己有病，這種情況下，不要與患者爭辯，因為這些被迫害或被跟蹤的想法及幻覺，在當事人來說是千真萬確的。患者會為此寢食難安，甚至不敢出門，要幫助患者減少這些困擾，服藥是一個方法，可以控制症狀，減少恐懼，當患者接受治療之後，發現幻覺少了，街上再沒有人跟蹤他，或是被迫害的感覺沒有了，自然就會繼續接受治療。身為家屬能做的是多關心患者，讓他繼續接受治療，隨著醫藥科技的日新月異，相信有一天我們會找出根治這個疾病的方法。

回收的青春——精神分裂症

林喬祥

好幾年前我在臺北的醫院服務時，認識了阿翰。

年紀輕輕的他，帶著一片熱情與憧憬從東部到臺北打拼，邊努力工作邊適應大都市裡緊張的生活之際，阿翰卻開始覺得有人在耳邊叨叨地發出不知從何而來的另一種聲音，後來「聽到」這聲音告訴他身邊的同事要陷害他。幻聽、被害妄想等精神分裂症的典型症狀出現在阿翰身上，最後他在症狀的影響下從幾層樓高的工地縱身而下。經過緊急送醫，雖然沒有失去性命，脊椎受傷卻導致他走路有些不方便，無法久站，在他身體狀況穩定之後，轉介到精神科接受診療。

抗精神病劑對於阿翰的精神症狀收效很好，接受充分的劑量和一段治療時間後，幻聽、被害妄想等症狀就逐漸消失了，在醫療團隊的協助下，他也若有似無地認識了精神分裂症的症狀、治療、調適方法等相關的訊息。治療過程中，他憨厚純樸的個性，認真地想知道自己發生了什麼事的態度，都讓我印象深刻，只是，家人不再放心他一個人留在臺北，他自己也不再像之前雄心勃勃地想在都市裡闖蕩，於是在安排了後續門診治療的轉介後，阿翰出院回到花蓮。

兩年後，我因緣巧合地來到花蓮慈濟醫院服務，與阿翰在輕安居的日間病房再度相遇。剛開始看到他一樣憨憨的笑容，在輕安居專心地做著中國結，還為他感到安心，後來才知道他還是經歷了相當辛苦的一段時間。

剛回到花蓮的阿翰，雖然知道藥物治療需要持續，卻又打心裡不想一直吃藥，因而精神狀況時好時壞，也曾有幾次不穩定的急性發作，經過住院治療，恢復穩定後又出院返家。在這情況下，雖然他急於工作賺錢，卻一直沒有找到合適的工作，於是，在最後一次出院後，他接受轉介到日間留院接受精神復健治療和工作訓練。不過，功能還不算明顯減退的阿翰，在輕安居待了一年之後，就覺得想要回到社會上，「找一份一般人的工作做」，但是事情總是無法盡如人意。還好，那時起他已經很規律地到我的門診複診，也按時用藥。

有一次看到走進診間的阿翰腳上上了石膏，擔心地問：「怎麼了？」

只見阿翰囁嚅地回答：「喔，我在家裡腳亂踢，結果不小心骨頭碰裂掉了。」

聽他這麼說，我就提醒他要多留意些。兩個星期後的複診，阿翰才吐露實情，他的腳傷其實是試圖尋死造成的。

聽他談著那段時間的心情時，雖然沒有在他的面前顯露出來，但我的內心其實非常沉重而難過。因為在診療經驗裡，通常麻煩的是患者不願意接受罹病的事實，或是不願意按時服藥，而配合度高如阿翰的病人，按時服藥，且經過治療狀況穩定，這樣精神狀態穩定的患者，還是出現放棄生命的念頭，我真的醫好他了嗎？我還能幫他些什麼呢？

回想阿翰生病之後一路以來的狀況，我完全能理解他糾結的心理。生病這些年下來，他的專注程度、功能性、甚至體力都已經受影響，雖然狀況穩定，但就是遲遲無法回歸社會的正常運作，很難找到適合他、或願意接納他的工作機會。然而家人看到的他，是很正常的，當然會質疑「你怎麼不好好去找一份工作呢？還一直賴在家裡。」敏感如阿翰，當然感受到家人的不解與無聲的責難，在家裡的日日覺得壓力如影隨形，但要他找到能夠勝任的工作又是何其困難，無力改變事實讓阿翰鬱悶到極點，才會想走上絕路。

我能為阿翰做的，一方面將藥物與量稍作調整，改善他的情緒，另一方面，也協助他藉由這次的事情，去調整自己面對家人的期許時可以有的反應，再一方面則是討論怎樣的工作是實際上可以做的。

根據臨床經驗，精神疾病患者如果能夠證明自己具有謀生能力，會讓病況穩定許多；反之，則可能是病情擺盪的主因之一。如果他們能有工作，即使只是不多的收入，都會很有幫助。慈濟醫院的精進小站也就是因為這樣的原因而設立。

阿翰的人生出現轉機，連我也很興奮。

「你可以去做資源回收啊，又不用固定上班，也不會有人來管你，量力而為就好啦。」老鄰居這麼一說，阿翰與同為病友的朋友認真地討論了一番，就開始去做了。剛開始，一天只有幾十元的收入，阿翰與朋友卻雀躍不已。

「可以耶！我有賺錢的能力了！」

阿翰見到我就開心地分享這個過程，聊著他們的計畫，譬如：跟商店商談、收集夜市收攤後的可回收資源。阿翰並不怕吃苦，有時因為商店或市場營業的時間關係，甚至已經天黑或半夜了，還特地去回收，雖然擔心他太辛苦，可是我知道他的心情，過去六、七年來白白耗去的青春，在他做著資源回收的時候，也慢慢把青春活力，回收到自己身上了。青春歲月，重新活過，多麼令人欣喜！

一般人重返職場努力工作，漸入佳境之後，下一步想著的就是拓展事業、或是爭取升遷；而病友們卻不然，或是說沒有那麼快準備好面對下一階段。阿翰後來的情形，就提醒了我們這一點。有一次回診時，阿翰又顯得情緒低落而不安，細談才知道原來阿翰努力工作付出，老鄰居看在眼裡，就熱心地建議他再接再厲：「我弄個攤子給你做生意好了！」換做是一般人，或許會很高興的接受，若感覺不妥也懂得適時拒絕，因為對方是認識已久的老鄰居不是嗎？但這樣的建議卻像是千斤重的壓力，但是他又不知道怎麼去適當地表達他的困難，因此被困擾與沮喪再次困住，他又縮回了過去的圈子，縮回到連資源回收也不敢做的過去。

「你知道老鄰居是好意對不對？可是如果你覺得困難，你當然可以『停一下』，不一定得接受，必要的話，甚至躲一下也沒關係，不過你前一陣子做得很好喔！」我試著幫他重塑事情的意義也同理他的反應，但也給他鼓勵。

聽完我的話，阿翰回應：「對哦，應該也可以這樣喔。」離開診間時，他的神情輕鬆了許多。

「林醫師，我昨天又開始去回收了。」在下一次門診，阿翰這麼跟我說時，我們交換了一個像是球隊隊友合作得分的勝利微笑。不過，我知道，相信阿翰也知道，球賽還沒結束，我們還得一起並肩作戰。

家的方向——精神分裂症

林喬祥

離開護理站，經過緊閉著的病房大門時，怡安還站在門後，從深色的強化玻璃大門上那一塊剝落了顏色的圓形部分向外望，以一種等待盼望的眼神……

從早上七點多起床，把自己打理好後，怡安已經站在那裡快三個小時了，她在等爸爸跟哥哥辦完出院手續帶她「回家」。剛才在病房裡問她何不回到病床坐著等，她只是靜靜地微笑著搖搖頭，像是說：就快回家了，站一會沒關係。這神情跟兩個多月前她剛轉到病房時的憤恨、冷漠完全不同，那時她只淡淡地說：「他們說要回家的。」

怡安是個大學外文系畢業的清秀女孩，唸書時外語能力很強，也彈了一手好琴。畢業之後經歷連串的生活、感情挫折後，逐漸退縮不與人接觸，總覺得有人要對她不利，耳邊經常聽到有聲音刻薄地批評、甚至罵她的幻覺，那些都是精神分裂症的典型症狀。偶而還會夾雜著出現她自己，或其他家人情緒失控時所引發的自我傷害行為，並且常因為這樣而住院。

發病的前幾年，雖然每次狀況不好時，只要持續一段時間接受急性住院治療，她的症狀總能逐漸穩定，也可增加與人的溝通，雖然話還是不多，但是出院一段時間後，總又舊事重演，再次住院。這次經過了將近三個月的住院，雖然還只是坐在床邊翻著琴譜，而不是真的到病房客廳裡彈琴；雖然話還是不多、思考還是比較鬆散，但是可以感受得到她怡然安靜的狀態，和那份強烈想回家的期待。

和她眼神接觸時，她又是一樣的微笑，我卻心虛地趕緊收回眼神，加快腳步走向辦公室。

怡安爸爸去辦手續之前告訴我，待會要帶怡安到某療養院去繼續住院，已經跟那邊的主任說好了，我嚇了一跳，因為我和怡安都以為，她就要回家了。對於我「帶怡安回家還會擔心什麼」的詢問，近八十歲的爸爸只是反覆模糊其詞地唸著：「很擔心喔！很擔心喔！」也說不出個所以然來。

這兩、三年來，最能夠照顧她的媽媽過世了，家人也許已經沒有力氣再支撐她在家裡可能會有的起伏，但是對於送她到長期安置的院所，主觀上又覺得不忍心，所以就選擇反覆地讓她在幾個離家還不算太遠的精神科病房輪流住院，也就讓怡安一再地經驗想回家、覺得就快回家、終究還是不能回家的失望中循環。有時我會想，怡安想回家的期待是不是一個遠離事實的症狀？她知不知道想回去的那個家已經不再是兒時的那個溫暖的窩、安全的避風港呢？

「什麼時候回家？」這種，經常是十幾年來的臨床精神醫療工作中，我和我的患者時而相互拔河，時而並肩作戰的議題。

當他們的臨床狀況不穩定，可能會有傷害自己或他人的危險，或者需要更密切的觀察以便安排及調整合適的藥物及非藥物治療時，我都需要盡可能扮演留住他們在病房的角色；但是如果他們病情穩定了，但家人對於他們回到家裡還是會有很多的顧慮時，此刻要做的事就是跟患者站在一起，設法讓家人安心。實際上會影響患者「是不是可以回家？」「什麼時候可以回家？」的因素當然比只是臨床狀況穩不穩定要多得多、複雜得多，我想其中一個核心也許就是「家」之於每一個人的意義，每一個人和「家」不同的糾纏。

想起羅大佑那糾纏的聲音所唱的：「我的家庭我誕生的地方，有我童年時期最美的時光，那是後來我逃出的地方，也是我現在眼淚歸去的方向。」也許正是這樣的糾纏，讓許多時候，人們幾乎是受著妄想般的催促逃出「家」這個「大牢籠」；但是當經歷挫折、受傷、甚至是種種原因導致行為退回童稚狀態時，「家」卻也是最終希望歸去的地方，即便「家」也是一個會再繼續受傷的地方。「家」在這個時候反應的也許不是客觀環境上的熟悉，而是心理上一種回歸的渴求。

「能夠回家重獲溫暖平靜」的企望，於長期精神受苦的人如是，對你我又何嘗不是呢？

有些病人如同怡安一樣，反覆經歷住院、回家、又住院，有如一個停不下來的迴圈，雖然有這樣的狀況，每次病人能夠出院，醫護單位還是盡本分地做好出院準備工作，給予回歸常軌的最大幫助。

我們會——

- 評估病患出院之後的照顧需求。
- 與病患和家人共同擬定適合病患出院後的照顧計畫。
- 疾病知識的指導與主要照顧者對照顧技巧的教導。
- 協助病患出院後適應社區生活、規則服藥與定期返診治療。

- 病患出院後，電話持續關懷以及提供醫療諮詢相關服務。
- 提供社區資源及相關服務，如：居家治療等。

瘋在吞雲吐霧後

沈裕智

抽菸多年，至強（化名）始終戒不了。太太不喜歡菸味，只好背著她偷偷地抽。太太也睜一隻眼，閉一隻眼睛，裝作不知道。忍受不了時，就會發些牢騷。

「抽菸好嗎？」

「不好，但是又沒法不抽。」

「難道你就不能為了我把菸戒了嗎？」太太又生氣，又失望。

「給我一點時間好嗎？」

「我是為你好啊，你到底知不知道？」

閒來沒事，至強會夾根菸在食指和中指。熬夜加班時更不用說，簡直像參加抽菸比賽。遇到朋友聚會時，總會半途離席，借故到洗手間去抽菸。太太知道，戒菸並不是一朝一夕的事，可是眼看他並沒有下決心的樣子。她想盡所有的辦法來幫他戒菸，卻始終沒有用。

幾個禮拜前，不知怎麼回事，至強覺得身體有些不舒服。渾身無力、噁心、嘔吐、有點咳嗽。太太幫他到藥房買了感冒藥，也幫忙跟公司請了兩天假。服了藥，喝了熱開水，至強躺在床上休息。

突然間，至強又喊又叫，說他看到了可怕的女鬼。至強形容，有一個短頭髮、眼睛凸出的女生，站在窗外望著他。也看到很多面目猙獰的小鬼不斷向他靠近，並且伸手跟他要食物。至強不斷的拍打身子，因為他覺得有好多蟲子在身上跑來跑去。也開始懷疑太太要害他，不讓太太接近他。接著，至強目露兇光，跑去廚房拿著菜刀要攻擊太太。最後不得已，太太只好報警把他送來醫院急診室。

採取了緊急措施，注射鎮靜藥物，至強的精神狀況暫時穩定下來。

安排了基本的身體檢查，猛然發現，至強血中鈉含量僅115 mEq/L（正常人的血鈉值約為135-145 mEq/L）。一邊安排其他相關的檢查，一邊補充血中的鈉。當數值逐漸接近正常值時，至強的幻覺也消失不見了。

由急診入院後，進一步追查，究竟是什麼原因？使一個好好的人，身體的水滯留，體內大量的鈉由小便中流失。經過了一系列的檢查，胸腔科醫師由支氣管鏡的檢查中找到了一個腫瘤，病理切片證實為肺小細胞癌。接受了手術，切除了腫瘤，至強的精神病也不藥而癒了。雖然精神病好了，但肺小細胞癌是一種惡性的腫瘤。手術後雖然接受了幾次化療藥物的治療，但還是抵擋不住腫瘤的轉移，至強於幾個月後離開人世。

肺小細胞癌這種腫瘤會合成並釋放類似抗利尿激素（Antidiuretic Hormone, ADH）的物質，分泌過多類似ADH物質，會使身體的水排泄發生障礙，從而引起低鈉血症、水滯留及相關臨床表現。除了肺小細胞癌，其他如胰腺癌、十二指腸癌和淋巴瘤等腫瘤也會。另外如肺炎、肺結核及影響下丘腦垂體功能的外傷、炎症、腫瘤等神經病變也可引起ADH分泌過多。

由以上案例可知，有些身體疾病，往往早期先出現精神症狀。醫護人員稍一大意，或者家屬認為不體面而延誤就醫，就可能造成難以挽回的後果。首次發作，急性發作的精神症狀，還是要好好排除相關的內外科疾病，才不會造成不可挽回的遺憾。另外，還是要提醒愛抽菸的朋友，及早戒菸喔！

後記

保有追求美好人生的機會與勇氣

林喬祥

立法院在臺北市康復之友協會的推動下舉行了「建構臺灣的美麗境界——保障精神疾病患者工作權」公聽會，希望能檢視目前許多法令中對罹患精神疾病者的某些基本權利的限制，並參酌新的精神醫療在診斷、治療上的進展，以期將相關的法令修正得更為適切。

整體來看，以往的法律條文中的陳述多是：「經指定（公立或教學）醫院證明患有精神病者，不得發給或得撤銷其執業執照；待不得發給或得撤銷的原因消滅（精神病好了）後，得依法重新請領」。我們可了解這樣的立法意旨其出發點在於：對許多精神病患而言，工作或執行業務所帶來的壓力經常是促成生病的主因之一，若他在生病的狀態下繼續工作或執行原業務的話，有可能讓他本人病情難以改善，甚至更為嚴重，也可能對他自己或週遭的人造成傷害；不過如果有指定的醫院說他病已經好了，他就可以再工作或執行原業務了。

這樣的立法意旨是良善的，然而目前相當多的實際狀況是一旦一個人曾經有過一個精神疾病的診斷之後，他就可能在往後的生活中，即便病情已經改善，工作功能已漸恢復，也會因為精神疾病的診斷而無法順利地執行、回復或找到新的工作，可能由此生活困境加重，家庭和人際衝突增加，自我意義價值喪失，追求病情改善的動機低落，原先已經改善了的病情再度惡化，終究真的無法再工作；或者因為擔心事情會這樣而就算生病了也不願就醫。

良善的立法意旨和不理想的實際狀況的落差由何而來呢？主要問題在於：法意雖好，但條文文字概括性太大（如：以「精神病」指稱所有的「精神疾患」），對認定期病情是否改善的程序未能具體（多僅稱

「得依本法申請」），因而給了對精神疾病仍然了解有限，感到恐懼不安，甚或懷有偏見的個人、單位、社會一個很大的因曲解法意而採取不理想作為的空間。

法律的條文該不該以及該如何修正才能改善上述狀況，我相信有許多對精神疾病及醫療有豐富知識及經驗的法律專家能提供許多的寶貴意見，而修正之後臨床單位如何實際執行也需要更廣泛的討論去形成共識。在此，我想把重點放在前述問題的後半段：我們的社會和其中的單位及個人對精神疾病仍然了解有限，因而容易感到恐懼不安，甚或懷有偏見，也有家屬或精神醫療工作人員就算有足夠了解，也因為要長期面對病人的病情起伏及對生活所造成的影響，而感到挫折、無奈。

面對精神疾病時，我們（包括：病人、家屬、醫療人員、整體社會）所面對的是一個長期的、難纏的、了解還不是很徹底的敵人，過程中會感到不安、害怕、憤怒、挫折、不想忍受是自然的反應。很多事情我們無法立即改變，但是可以透過新的治療的發展，對疾病的進一步的了解或不同角度的理解方式而發現改善的可能性。近幾年來精神疾病的治療藥物有顯著的發展跟進步，新藥物對某些症狀的療效更好，引起的副作用更少，重要的課題在於如何讓大家了解精神健康的困擾是因腦部功能與壓力調適的失衡所引起，可以透過藥物來改善；也在於如何讓已經被以往的治療「嚇壞了」的病人跟家屬再一次認識並願意嘗試利用新的治療的進展。

當然這其中牽涉到如何去訂定最適合每一個人的治療策略及方法，也牽涉到健康保險部門與臨床醫療部門對於藥物或治療方法的使用時機可能有不同的評估，這些都需要理性、詳盡的討論。我總相信，一個好的醫療處置應該是一種讓病人、家屬、醫療單位、政府單位、整體社會都受益的處置，只是我們得有耐心、有方法把這個平衡找出來。

談治療之外，讓我們再回到透過對疾病的進一步了解或不同角度的理解方式而發現改善的可能性。電影「美麗境界」裡的約翰．納許博士，在相當年輕時就生病並被診斷為精神分裂症，卻仍然對人類的知識有重大貢獻而獲頒諾貝爾獎，相信許多人都覺得驚訝、敬佩跟好奇。也許他是超級天縱英才，生了病的腦袋比起許多人仍然出類拔萃；也許他受到特別的照顧，一直接受最新的治療，不過根據傳記中詳盡的描述看來，在很長一段時間裡，他接受精神醫療的情形並不理想。

治療與結果之間的相互影響也許是一個遠比我們現在的理解或者能夠有的想像更加複雜的一件事，需要我們投注更多的精神去發掘。不過從約翰．納許博士的電影和傳記中，我可以確定的是，如果病人身邊的人（家屬跟社會）能夠更理想地去處理面對病人時的不安、害怕、憤怒、挫折、不想忍受等情緒，試著增加對自己的這些情緒或病人的狀況的包容程度時，也許我們就找到了一個讓事情可以變得有點不一樣的可能性，這在我自己的臨床經驗及許多我接觸過的病人跟家屬中也都一再印證。當然，這個過程是辛苦而漫長的，維持耐心跟適時地尋求及使用資源，是讓我們能夠堅持的不二法門。

建構屬於臺灣的精神健康的美麗境界，修法是改善現況的重要一步。然而，我相信如何更真確地去了解我們不幸生病了的家人、朋友、病人，才真是型塑這個美麗境界的堅實步驟，而且這些步驟不待修法就可進行。衷心期待在這個我們逐步構築的美麗境界中，不再有人因為曾在某個人生階段遭逢精神疾患之苦，而失去繼續追求美好人生的機會與勇氣。

寫這篇文章過程中，得知大學同窗好友在與精神分裂症奮戰十數年後已經離開我們，僅以此文懷念她。

阿文，相信妳此時所在之處一定是個只有琴聲的美麗之境。

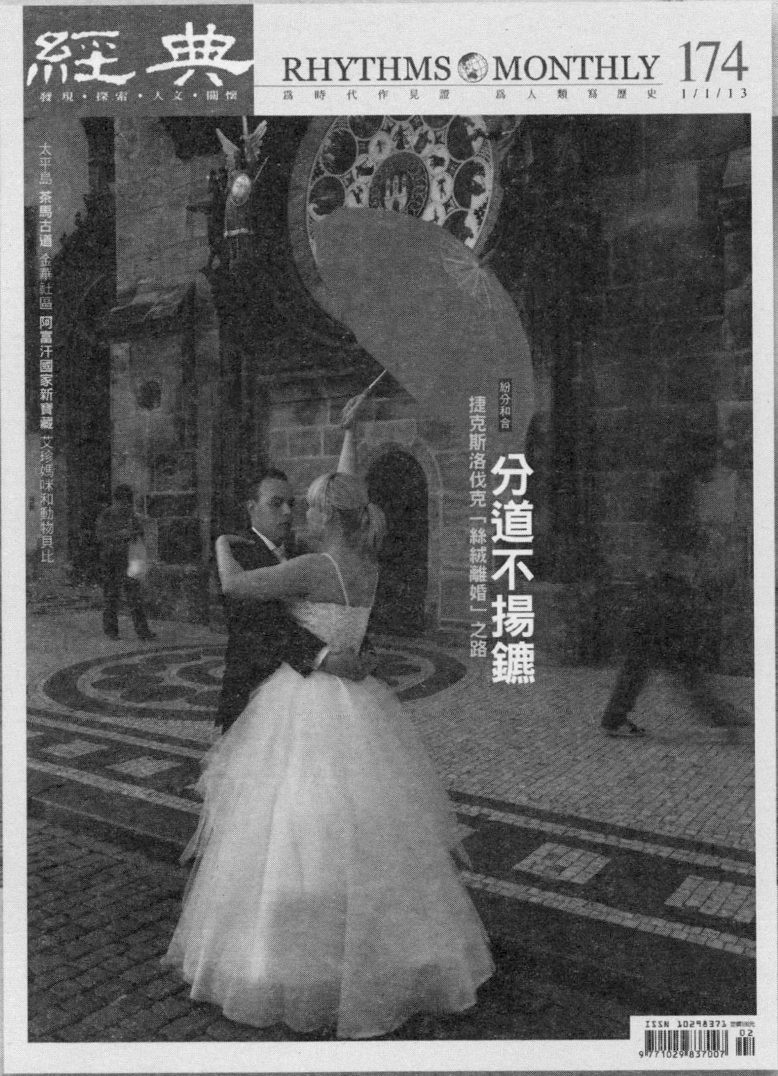
經典
發現・探索・人文・關懷
RHYTHMS MONTHLY 174
爲時代作見證 爲人類寫歷史
1/1/13
太平島 茶馬古道 金華社區 阿富汗國家新寶藏 艾珍媽咪和動物貝比
紛分和合
捷克斯洛伐克「絲絨離婚」之路
分道不揚鑣
ISSN 10298371

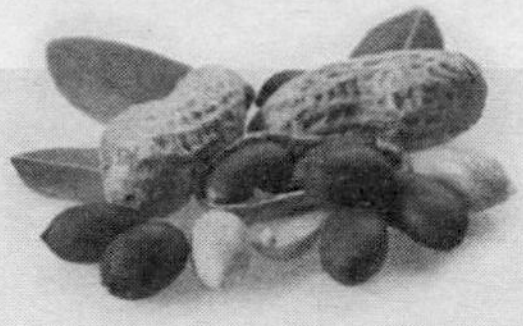

慈濟醫療志業執行長、心臟專家林俊龍醫師，以四十多年臨床經驗，體會到既有的醫療方式對心臟血管疾病只能治標，深入探討後發現，素食是最健康的飲食方式，因此積極推動素食觀念；近年來，林俊龍更進一步提倡以素食保護地球生態，減少因畜牧產業造成的全球溫室氣體增加與自然資源快速減少等問題。

本書從地球的環保、素食與健康、素食與疾病防治以及心靈的環保等面向切入，期望能幫助讀者以健康的方式飲食、生活，並擁有更加自在的心靈。

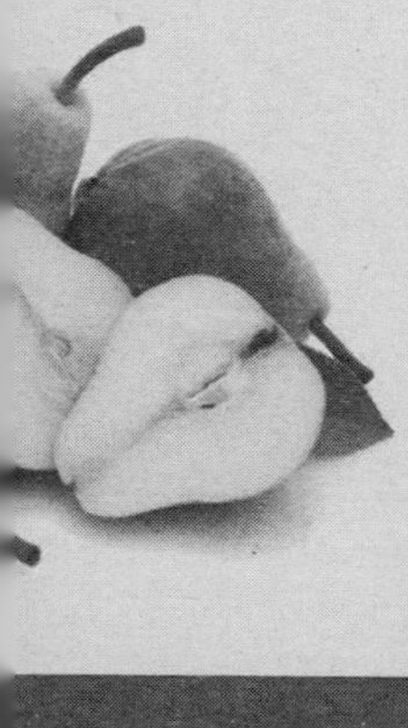

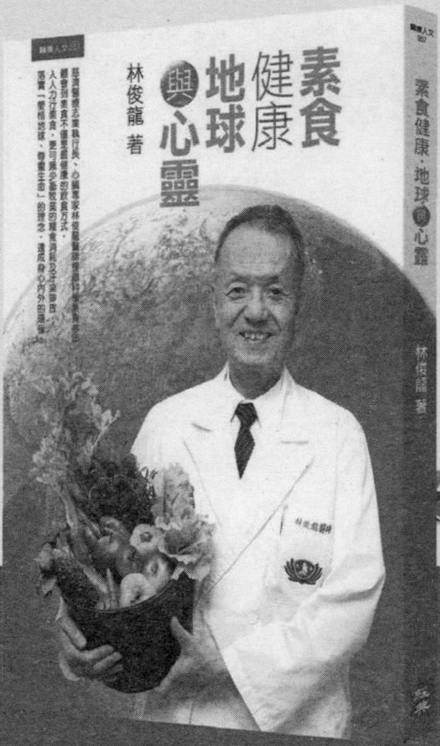

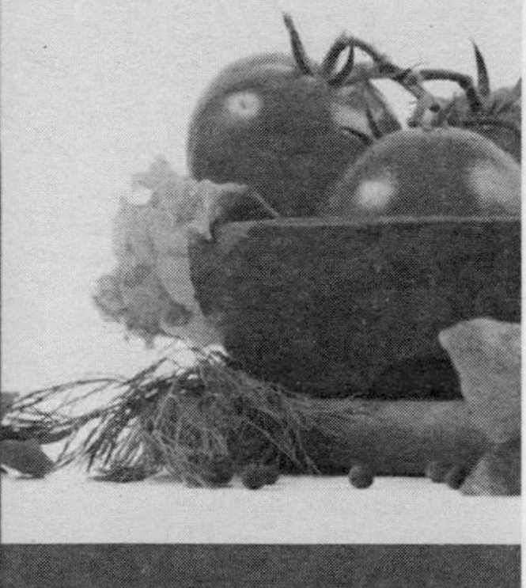

書名：素食健康・地球與心靈
產品編號：A107-007
開本：15*21cm
頁數：256
定價：300元

國家圖書館出版品預行編目資料

美麗心境界／沈裕智、賴奕菁、林喬祥著. -- 初版. -- 臺北市：經典雜誌，慈濟傳播人文志業基金會，2014.07
284面；15*21公分
ISBN：978-986-6292-54-5（平裝）
1.醫學 2.文集
410.7 103013489

美麗心境界

作　　者／沈裕智、賴奕菁、林喬祥
發 行 人／王端正
總 編 輯／王志宏
叢書編輯／朱致賢、何祺婷
編　　輯／黃秋惠、吳宛霖、曾慶方
特約編輯／吳惠晶
校　　對／朱致賢、何祺婷、慈濟基金會醫療志業發展處人文傳播室
美術指導／邱金俊
封面設計／林家琪
出 版 者／經典雜誌
　　　　　財團法人慈濟傳播人文志業基金會
地　　址／台北市北投區立德路2號
電　　話／02-28989991
劃撥帳號／19924552
戶　　名／經典雜誌
內頁排版／浩瀚電腦排版股份有限公司
製版印刷／禹利電子分色有限公司
經 銷 商／聯合發行股份有限公司
地　　址／新北市新店區寶橋路235巷6弄6號2樓
電　　話／02-29178022
出版日期／2014年07月初版
定　　價／新台幣280元

ISBN 978-986-6292-54-5（平裝）
Printed in Taiwan